Birgit Holland

Patientensicht in der Psoriasis-Therapie

Birgit Holland

Patientensicht in der Psoriasis-Therapie

Präferenzen, Therapiebelastung, Patientenzufriedenheit

Südwestdeutscher Verlag für Hochschulschriften

Impressum/Imprint (nur für Deutschland/only for Germany)
Bibliografische Information der Deutschen Nationalbibliothek: Die Deutsche Nationalbibliothek verzeichnet diese Publikation in der Deutschen Nationalbibliografie; detaillierte bibliografische Daten sind im Internet über http://dnb.d-nb.de abrufbar.
Alle in diesem Buch genannten Marken und Produktnamen unterliegen warenzeichen-, marken- oder patentrechtlichem Schutz bzw. sind Warenzeichen oder eingetragene Warenzeichen der jeweiligen Inhaber. Die Wiedergabe von Marken, Produktnamen, Gebrauchsnamen, Handelsnamen, Warenbezeichnungen u.s.w. in diesem Werk berechtigt auch ohne besondere Kennzeichnung nicht zu der Annahme, dass solche Namen im Sinne der Warenzeichen- und Markenschutzgesetzgebung als frei zu betrachten wären und daher von jedermann benutzt werden dürften.

Coverbild: www.ingimage.com

Verlag: Südwestdeutscher Verlag für Hochschulschriften GmbH & Co. KG
Heinrich-Böcking-Str. 6-8, 66121 Saarbrücken, Deutschland
Telefon +49 681 37 20 271-1, Telefax +49 681 37 20 271-0
Email: info@svh-verlag.de

Zugl.: Hamburg, Universität, Diss., 2012

Herstellung in Deutschland (siehe letzte Seite)
ISBN: 978-3-8381-3293-8

Imprint (only for USA, GB)
Bibliographic information published by the Deutsche Nationalbibliothek: The Deutsche Nationalbibliothek lists this publication in the Deutsche Nationalbibliografie; detailed bibliographic data are available in the Internet at http://dnb.d-nb.de.
Any brand names and product names mentioned in this book are subject to trademark, brand or patent protection and are trademarks or registered trademarks of their respective holders. The use of brand names, product names, common names, trade names, product descriptions etc. even without a particular marking in this works is in no way to be construed to mean that such names may be regarded as unrestricted in respect of trademark and brand protection legislation and could thus be used by anyone.

Cover image: www.ingimage.com

Publisher: Südwestdeutscher Verlag für Hochschulschriften GmbH & Co. KG
Heinrich-Böcking-Str. 6-8, 66121 Saarbrücken, Germany
Phone +49 681 37 20 271-1, Fax +49 681 37 20 271-0
Email: info@svh-verlag.de

Printed in the U.S.A.
Printed in the U.K. by (see last page)
ISBN: 978-3-8381-3293-8

Copyright © 2012 by the author and Südwestdeutscher Verlag für Hochschulschriften GmbH & Co. KG and licensors
All rights reserved. Saarbrücken 2012

Diese Arbeit entstand in der Zeit von 2008 bis 2012 unter der Leitung von Herrn **Professor Dr. med. Matthias Augustin**, dem ich für die Zurverfügungstellung des Forschungsthemas und die Bereitschaft danke, sich als Doktorvater auf die Betreuung einer Pharmazeutin einzulassen.

Ein besonderer Dank gilt Frau **JProf. Dr. Dorothee Dartsch**, die dieses Promotionsvorhaben durch ihre Aufgeschlossenheit für die Relevanz eines „so wenig chemischen Forschungsthemas" und die Bereitschaft zur Übernahme des Erstgutachtens erst möglich gemacht hat.

Schließlich danke ich Herrn **Professor Rob Horne** und Frau **Dr. Cornelia Mahler** für die Erlaubnis, den MARS-D nutzen zu dürfen.

ABKÜRZUNGSVERZEICHNIS

AM	Arzneimittel
BMI	Body-Mass-Index
CRF	Case Report Form
CVderm	Competenzzentrum Versorgungsforschung in der Dermatologie
DLQI	Dermatology Life Quality Index
EQ-5D-VAS	Visuelle Analogskala / Gesundheitsskala (GSK): Instrument der EuroQol Group (bestehend aus Medizinern, Psychologen, Philosophen, Ökonomen, Pflegern und Soziologen) zur Lebensqualitätsmessung
FS	Fertigspritze
GCA	Global Clinical Assessment
GSK	Gesundheitsskala (siehe EQ-5D)
LCD	Liquor Carbonis Detergens (20%ige Steinkohlenteerlösung)
MW	Mittelwert
NC	Non-Compliance
PASI	Psoriasis Area and Severity Index
PBI	Patient Benefit Index
PBQ	Patient Benefit Questionnaire
PNQ	Patient Needs Questionnaire
PsA	Psoriasis-Arthritis
PUVA	Behandlung mit Psoralen in Kombination mit UVA-Bestrahlung
SD	Standardabweichung (Standard Deviation)
Spr.	Spritze
t1 / t2	Visite 1 / Visite 2
UKE	Universitätsklinikum Eppendorf
VAS	Visuelle Analogskala
WHO	World Health Organization (Weltgesundheitsorganisation)

INHALTSVERZEICHNIS

ABKÜRZUNGSVERZEICHNIS 2
1   EINLEITUNG 7
1.1   Epidemiologie und Pathogenese 7
1.2   Begleiterkrankungen 8
1.3   Therapie der Psoriasis 8
1.4   Therapeutische Herausforderungen 9
1.5   Compliance und Adherence 9
    1.5.1   Selbstauskunft der Patienten 11
    1.5.2   Morisky Scale 11
    1.5.3   MARS (Medication Adherence Report Scale) 12
    1.5.4   Patiententagebücher 12
    1.5.5   Erfassung des Arzneimittelverbrauchs in der Apotheke 12
    1.5.6   Auszählen / Auswiegen von Restmedikation 13
    1.5.7   Laborparameter 13
    1.5.8   Elektronische Mess-Systeme (MEMS™ Cap) 13
1.6   Einflussfaktoren auf die Adherence-Messung 13
1.7   Compliance bzw. Adherence in der Psoriasis-Behandlung 14
1.8   Vergleich verschiedener Messmethoden für die Compliance bzw. Adherence 17
1.9   Potenzielle Einflussfaktoren auf die Compliance 18
    1.9.1   Soziodemografische Faktoren 18
    1.9.2   Behandlungsspezifische Faktoren 18
    1.9.3   Erkrankungsspezifische Faktoren 19
    1.9.4   Arzt-Patienten-Verhältnis 20
    1.9.5   Informationsniveau der Patienten 20
    1.9.6   Psychosoziale Faktoren 20
1.10   Vergleich der Compliance bei topischer und systemischer Therapie 22
1.11   Einflussfaktoren für die Adherence 22
2   FRAGESTELLUNGEN UND ZIELSETZUNGEN 26
3   METHODEN 28
3.1   Studienplanung 28
3.2   Studiendurchführung 28
    3.2.1   Ein- und Ausschlusskriterien 28
    3.2.2   Studienorganisation 28
    3.2.3   Vergleichbarkeit mit anderen Psoriasis-Studien des CVderm 29
3.3   Studienzentren 29
3.4   Hypothesen 29
    3.4.1   Hypothese 1: Orale vs parenterale Applikation 30
    3.4.2   Hypothese 2: Präferenzen ~ Erkrankungsdauer und -schwere 30

3.4.3	Hypothese 3: Patientenbelastung – Art der Therapie	30
3.4.4	Hypothese 4: Präferenzen – demografische Patientendaten	30
3.5	**Fragebögen (CRF)**	**30**
3.5.1	CRF für die Dermatologen	31
3.5.2	CRF für die Patienten	31
3.5.3	Komplexe Frage- / Messinstrumente	32
3.5.3.1	PASI	32
3.5.3.2	Dermatologischer Lebensqualitäts-Index (DLQI)	32
3.5.3.3	Patient Benefit Index (PBI)	34
3.5.3.4	Belastung durch die Therapie und Patientenzufriedenheit	37
3.5.3.5	Compliance der Patienten	38
3.5.3.6	Informationsbedarf und Mitbestimmungsmöglichkeiten als potenzielle Einflussfaktoren auf die Compliance	39
3.5.3.7	Patientenpräferenzen hinsichtlich einer (imaginären) Systemtherapie der Psoriasis vulgaris	41
3.5.3.7.1	*Bevorzugte Darreichungsformen / Applikationsweisen*	*41*
3.5.3.7.2	*Patientenpräferenzen vor dem Hintergrund einer Nutzen-Risiko-Abwägung*	*44*
3.6	**Statistische / biometrische Auswertung**	**44**
4	**ERGEBNISSE**	**46**
4.1	**Stichprobenbeschreibung**	**46**
4.1.1	Patienten-Kollektiv	46
4.1.2	Studienzentren	46
4.1.3	Ein- und Ausschlusskriterien	47
4.1.4	Soziodemografische Daten der Patienten	47
4.1.4.1	Alter, Gewicht, BMI	47
4.1.4.2	Schulabschluss	48
4.1.4.3	Berufstätigkeit und aktuelle Tätigkeit der Patienten	48
4.1.4.4	Familienstand	49
4.1.4.5	Krankenversicherung	49
4.1.4.6	Arbeitsunfähigkeit	50
4.1.5	Anamnestische und klinische Daten	50
4.1.5.1	Art der Psoriasis	50
4.1.5.2	Nagelpsoriasis	51
4.1.5.3	Psoriasis-Arthritis	51
4.1.5.4	Krankheitsdauer, PASI und GCA, DLQI und Gesundheitsskala	51
4.1.5.5	Arzt- und patientendefinierte Krankheitsschwere zu t1 und t2	52
4.1.5.6	Begleiterkrankungen	53
4.1.5.7	Sonstige Medikation	54
4.1.5.8	Letzte Psoriasis-Therapie	54
4.1.5.9	Aktuelle Psoriasis-Therapie	55
4.2	**Fragestellungen**	**57**
4.2.1	Compliance und Non-Compliance-Gründe	57
4.2.1.1	Belastung durch die Therapie	57

4.2.1.2	Patientenzufriedenheit	59
4.2.1.3	Patient Benefit Index (PBI)	59
4.2.1.4	Compliance und Non-Compliance-Gründe	60
4.2.1.5	„MARS-D": Medication Adherence Report Scale – Deutsch	63
4.2.2	Bedürfnis nach Information und Mitbestimmung	65
4.2.2.1	Bedürfnis nach Information	65
4.2.2.2	Informationsquellen	66
4.2.2.3	Qualität der Informationen durch den Arzt	67
4.2.2.4	Bedürfnis nach Mitbestimmung	67
4.2.2.5	Einfluss von Information und Mitbestimmung auf die Compliance	68
4.2.2.6	Einbeziehung in die aktuelle Therapieauswahl	68
4.2.2.7	Erfüllung der Bedürfnisse nach Information und Mitbestimmung	69
4.2.3	Patientenpräferenzen	69
4.2.3.1	Darreichungsformen	69
4.2.3.2	Sonstige Präferenzen	70
4.2.3.3	Hypothese 1: Orale vs parenterale Applikation	72
4.2.3.3.1	*Präferenz für orale gegenüber parenteraler Applikation*	*72*
4.2.3.3.2	*Präferenzen vor dem Hintergrund von Anwendungsmodalitäten*	*72*
4.2.3.4	Wichtigkeit von Arzneimitteleigenschaften	73
4.2.4	Bereitschaft, Risiken und Mühen in Kauf zu nehmen	74
4.2.5	Bewertung der aktuellen Therapie (t2)	75
4.3	**Subgruppenanalysen**	**77**
4.3.1	Hypothesengeleitete Subgruppenanalysen	77
4.3.1.1	Hypothese 2: Präferenzen ~ Erkrankungsdauer und -schwere	77
4.3.1.1.1	*Erkrankungsdauer ~ Patientenpräferenzen*	*77*
4.3.1.1.2	*Erkrankungsschwere ~ Patientenpräferenzen*	*77*
4.3.1.2	Hypothese 3: Patientenbelastung ~ Art der Therapie	79
4.3.1.3	Hypothese 4: Präferenzen ~ demografische Patientendaten	82
4.3.2	Hypothesenunabhängige Subgruppenanalysen	85
4.3.2.1	Compliance und Zufriedenheit ~ Erkrankungsschwere u. -dauer	85
4.3.2.1.1	*Compliance ~ Schwere und Dauer der Erkrankung*	*85*
4.3.2.1.2	*Patientenzufriedenheit ~ Schwere und Dauer der Erkrankung*	*85*
4.3.2.1.2.1	*Patientenzufriedenheit ~ Schwere der Erkrankung*	*85*
4.3.2.1.2.2	*Patientenzufriedenheit ~ Dauer der Erkrankung*	*87*
4.3.2.2	Compliance und Zufriedenheit ~ Art der Therapie	87
4.3.2.2.1	*Compliance ~ Art der Therapie*	*87*
4.3.2.2.2	*Patientenzufriedenheit ~ Art der Therapie*	*89*
4.3.2.3	Compliance und Zufriedenheit ~ demografische Patientendaten	89
4.3.2.3.1	*Compliance ~ demografische Patientendaten*	*89*
4.3.2.3.2	*Patientenzufriedenheit ~ demografische Patientendaten*	*90*
4.3.2.4	Präferenz Darreichungsformen ~ sonstige Medikation	91
4.3.2.5	Risiken und Mühen ~ Erkrankungsschwere u. -dauer	92
4.3.2.6	Risiken und Mühen ~ demografische Patientendaten	94

4.3.2.7	Therapieerfolg ~ Bewertung der aktuellen Therapie	94
4.4	**Zentrumsunterschiede**	**95**
5	**DISKUSSION**	**98**
5.1	**Stichprobenbeschreibung / Patientenkollektiv**	**98**
5.1.1	Anamnestische und klinische Daten	99
5.2	**Fragestellungen**	**103**
5.2.1	Compliance und Non-Compliance-Gründe	103
5.2.2	Bedürfnis nach Information und Mitbestimmung	105
5.2.3	Patientenpräferenzen	105
5.2.3.1	Hypothese 1: Orale vs parenterale Applikation	107
5.3	**Subgruppenanalysen**	**110**
5.3.1	Hypothesengeleitete Subgruppenanalysen	110
5.3.1.1	Hypothese 2: Präferenzen ~ Erkrankungsdauer und -schwere	110
5.3.1.2	Hypothese 3: Patientenbelastung ~ Art der Therapie	111
5.3.1.3	Hypothese 4: Präferenzen ~ demografische Patientendaten	111
5.3.2	Hypothesenunabhängige Subgruppenanalysen	111
5.3.2.1	Compliance und Zufriedenheit ~ Erkrankungsschwere u. -dauer	111
5.3.2.2	Compliance und Zufriedenheit ~ Art der Therapie	112
5.3.2.3	Compliance und Zufriedenheit ~ demografische Patientendaten	112
5.3.2.4	Präferenz Darreichungsformen ~ sonstige Medikation	113
5.3.2.5	Therapieerfolg ~ Bewertung der aktuellen Therapie	113
5.3.2.6	Risiken und Mühen ~ Erkrankungsschwere	113
5.3.2.7	Risiken und Mühen ~ demografische Patientendaten	114
5.4	**Zentrumsunterschiede**	**114**
5.5	**Schlussfolgerungen und Limitierungen**	**114**
6	**LITERATURVERZEICHNIS**	**116**
TABELLENVERZEICHNIS		**121**
ABBILDUNGSVERZEICHNIS		**122**
ANLAGE A: PATIENTENINFORMATION		**124**
ANLAGE B: EINVERSTÄNDNISERKLÄRUNG		**125**
ANLAGE C: CRF FÜR DEN DERMATOLOGEN		**126**
ANLAGE D: CRF FÜR DEN PATIENTEN		**135**

1 EINLEITUNG

1.1 EPIDEMIOLOGIE UND PATHOGENESE

Die Psoriasis ist eine chronisch-rezidivierende, entzündliche Dermatose mit genetischer Disposition, an der in den westlichen Industrieländern 2 bis 3 % der Bevölkerung leiden. In Deutschland liegt die Punktprävalenz bei 2,1 % (Augustin, Reich et al. 2010), die Jahresprävalenz beträgt bei Erwachsenen 2,5 % (Augustin, Reich et al. 2010) und bei Kindern 0,7 % (Augustin, Glaeske et al. 2010). Dies entspricht ca. 2 Millionen Betroffenen.

Epidemiologisch werden die Typ-1-Psoriasis mit Erstmanifestation vor dem 40. Lebensjahr und die Typ-2-Psoriasis unterschieden, die sich erst jenseits des 40. Lebensjahres entwickelt und weniger stark genetisch determiniert ist.

Durch eine läsional gestörte Reifung der Epidermis zeigen sich auf der Haut erythematosquamöse Plaques im Bereich typischer Prädilektionsstellen. Anhand der Art und Lokalisation der auftretenden Läsionen werden unter anderem die Psoriasis vulgaris bzw. Plaque-Psoriasis als häufigste Manifestationsform der Psoriasis (hierzu gehören insbesondere der chronisch-stationärer Typ und die Psoriasis inversa), die Psoriasis guttata (kleinfleckiger Typ), die Psoriasis erythrodermatica sowie die Psoriasis pustulosa unterschieden. Die chronisch-stationäre Psoriasis vulgaris zeigt sich gewöhnlich an den Extremitätenstreckseiten, dem behaarten Kopf und / oder der Lumbosakralregion in Form scharf begrenzter, leicht erhabener, silbrig-weißer Schuppenherde. Bei der Psoriasis inversa sind dagegen diese Prädilektionsstellen zumeist ausgespart und die Effloreszenzen treten in den intertriginösen Bereichen oder palmoplantar auf. Die Psoriasis guttata ist durch kleine rote Läsionen charakterisiert, die am ganzen Körper auftreten können und in der Regel nicht so stark schuppen wie die Effloreszenzen der Plaque-Psoriasis. Eine Psoriasis erythrodermatica kann sich als Komplikation aller Psoriasis-Formen entwickeln und ist durch feuerrote, entzündliche Veränderungen großer Hautareale oder sogar der gesamten Körperoberfläche gekennzeichnet. Die Psoriasis pustulosa stellt schließlich eine Sonderform der Psoriasis dar, bei der sich sterile Pusteln an Handtellern und Fußsohlen oder selten generalisiert auf dem ganzen Körper zeigen (Christophers E. 2002).

Bei ca. 20 % der Betroffenen tritt eine Gelenkentzündung, die Psoriasis-Arthritis, auf (Radtke, Reich et al. 2009; Reich, Kruger et al. 2009). Darüber hinaus sind bei etwa der Hälfte der Patienten auch Nagelbett und Nagelmatrix entzündlich verändert, wobei die Nagel-Psoriasis wiederum besonders häufig mit einer Psoriasis-Arthritis assoziiert ist (Radtke, Herberger et al. 2010).

1.2 BEGLEITERKRANKUNGEN

Als entzündliche Systemerkrankung ist die Psoriasis häufig mit weiteren entzündlichen Erkrankungen assoziiert. Vor allem Krankheiten aus dem Formenkreis des metabolischen Syndroms, wie Fettstoffwechselstörungen, Bluthochdruck und Adipositas, sowie chronisch-entzündliche Erkrankungen treten im Vergleich zur gesunden Bevölkerung deutlich häufiger auf (Augustin, Reich et al. 2010). Zudem leiden Psoriasis-Patienten häufig an Depressionen und weisen eine überdurchschnittliche Suchtneigung auf. Die Mortalität von nicht oder nicht adäquat behandelten Patienten mit Psoriasis ist nachweislich erhöht, was in erster Linie auf die kardiovaskulären Begleiterkrankungen zurückgeführt wird (Gelfand, Troxel et al. 2007).

1.3 THERAPIE DER PSORIASIS

Leichte bis mittelschwere Psoriasis wird in Deutschland gemäß S3-Leitlinie (Nast, Kopp et al. 2006) überwiegend topisch therapiert. Verwendung finden neben den keratolytisch wirksamen Substanzen Salicylsäure und Harnstoff Wirkstoffe wie Dithranol, Vitamin D3(-Analoga), Glucocorticoide, helles Ichthyol oder Teer. Auch Laser- oder UV-Bestrahlung, letztere optional in Kombination mit lichtsensibilisierenden Wirkstoffen, kommen zum Einsatz.

Bei mittelschwerer bis schwerer Psoriasis ist eine systemische Therapie häufig unverzichtbar. Gut bewährt und etabliert hat sich der Einsatz von Fumarsäureestern, Methotrexat, Ciclosporin A oder in besonderen Fällen Acitretin. Seit einigen Jahren werden zudem Wirkstoffe aus der Gruppe der Biologika wie die TNF-α-Antagonisten Etanercept, Adalimumab oder Golimumab oder der Interleukin-Blocker Ustekinumab eingesetzt. Kombinationen dieser Behandlungsoptionen sind ebenfalls gängig und häufig von therapeutischem Nutzen (Lebwohl, Menter et al. 2004; Kinney and Feldman 2009).

1.4 THERAPEUTISCHE HERAUSFORDERUNGEN

Die bei einer Psoriasis vielfach über Jahrzehnte notwendigen therapeutischen Interventionen stellen eine besondere Herausforderung sowohl für die Patienten als auch für die behandelnden Ärzte dar. Obwohl eine Heilung weder versprochen noch erwartet werden kann, ist eine konsequente Behandlung und ggf. Pflege der Haut notwendig, um die Symptome einzudämmen und einer potenziell drohenden Verschlechterung des Zustands mit Konsequenzen wie Krankenhausaufenthalt oder Fehltagen am Arbeitsplatz vorzubeugen. Die psychische Verfassung der Patienten, die sich aufgrund vermeintlicher Stigmatisierung häufig in die Isolation zurückziehen, zu Depressionen neigen oder aufgrund des Krankheits- oder Behandlungsverlaufs frustriert sind, schränkt die Motivation zum Befolgen der therapeutischen Anweisungen ein und verringert daher ihre Compliance bzw. Adherence. Das Einhalten des Therapieplanes ist aber andererseits für alle Strategien in der Psoriasisbehandlung wichtig, um den Therapieerfolg auch in Bezug auf harte klinische Endpunkte, z.B. die Reduktion von Klinikaufenthalten, sicherzustellen (Bhosle, Feldman et al. 2006; Augustin, Reich et al. 2007).

Aufgrund der Chronizität der Psoriasis ist eine bestmögliche Versorgung nicht nur im Interesse der Betroffenen, sondern auch aus gesundheitsökonomischer Sicht von großer Bedeutung. Die jährlich anfallenden direkten und (beispielsweise durch Fehltage verursachten) indirekten Kosten liegen für einen Patienten mit mittelschwerer bis schwerer Psoriasis in Deutschland zwischen 6.000 und 7.000 Euro (Nast, Kopp et al. 2006; Radtke, Herberger et al. 2010).

1.5 COMPLIANCE UND ADHERENCE

Compliance ist definiert als Therapietreue des Patienten, d.h. als konsequentes Befolgen dessen, was der Arzt verschrieben oder empfohlen hat. Konkreter wird unter Compliance das Ausmaß verstanden, in dem das Verhalten des Patienten in Bezug auf die Einnahme eines Medikamentes, das Befolgen einer Diät oder die Veränderung seines Lebensstils mit dem ärztlichen oder gesundheitlichen Rat korrespondiert. Non-Compliance umfasst nicht eingelöste Verordnungen, falsche Dosierungen, falsche Dosisintervalle, übersprungene Dosen und den vorzeitigen Abbruch der Behandlung (Lee and Maibach 2006).

Da diese Sichtweise dem Selbstbestimmungsrecht und der Entscheidungsfähigkeit des informierten und autonomen Patienten nicht gerecht wird, wurde zusätzlich der Begriff „Adherence" eingeführt, um ein eher partnerschaftliches Verhältnis zwischen Arzt und Patient zu beschreiben (Hodari, Nanton et al. 2006). Adherence bezeichnet demnach die Einhaltung der gemeinsam von Patient und Arzt gesetzten Therapieziele unter Berücksichtigung der individuellen Bedürfnisse des Patienten sowie von Faktoren, die es dem Patienten erschweren, das Therapieziel zu erreichen. Unabhängig von diesen Definitionen werden die Begriffe Compliance und Adherence häufig synonym verwendet. Sofern in dieser Arbeit aus Publikationen zitiert wird, wird jedoch die jeweils gewählte Terminologie übernommen.

Die Welt-Gesundheits-Organisation (WHO) hat die Bedeutung der Adherence bei chronischen Erkrankungen wie der Psoriasis als einen der wichtigsten Faktoren im Hinblick auf eine effiziente Behandlung hervorgehoben (Serup, Lindblad et al. 2006). Limitierte Therapieerfolge aufgrund von Non-Adherence können demnach mit erhöhten Kosten durch unzureichende Heilung, zusätzliche Arztbesuche und Therapien sowie weiteren volkswirtschaftlichen Schaden durch krankheitsbedingte Fehltage und stationären Krankenhausaufenthalt verbunden sein. Entsprechend bringen alle Interventionen Nutzen, die zur Verbesserung der Adherence beitragen.

Die ökonomische Bedeutung der Non-Compliance ist schwer zu schätzen und wegen fehlender Studien nicht in Zahlen fassbar. Der Verlust, die unterlassene oder falsche Anwendung der verordneten Arzneimittel haben bereits Auswirkungen auf die direkten Arzneimittelkosten. Darüber hinaus ist denkbar, dass Patienten, die aufgrund von Non-Compliance unterversorgt sind und keine adäquate therapeutische Wirkung erfahren, vermehrt medizinische Probleme durch ihre Erkrankung erfahren, die die direkten und indirekten Folgekosten erhöhen. Bei Patienten, die nicht compliant sind, indem sie ihre Arzneimittel falsch anwenden, aber auch bei Patienten, die compliant sind, besteht das Risiko unerwünschter Wirkungen, die ebenfalls zu Folgekosten führen, sofern sie behandlungsbedürftig sind. Non-Compliance stellt demnach nicht nur ein medizinisches, sondern auch ein ökonomisches Problem dar.

Es ist nicht möglich, die Compliance oder Adherence eines Patienten objektiv und exakt zu bestimmen, da eine Handlung erfasst werden soll, die der Patient in der Regel allein durchführt. Trotzdem sind eine Reihe von Verfahren entwickelt worden, um die Compliance zu messen. Sie haben jeweils unterschiedliche Vor- und Nachteile, so dass sich nicht alle Messmethoden für jede Therapieoption eignen. Folgende Methoden finden für die Bestimmung der Compliance in der Psoriasis-Behandlung Anwendung:

1.5.1 Selbstauskunft der Patienten

Bei der Befragung von Patienten wird die Compliance entweder während eines Interviews vom Prüfer bzw. Arzt oder vom Patienten selbst auf vorgefertigten Fragebögen dokumentiert. Die schriftliche Dokumentation durch den Patienten bietet zudem die Möglichkeit der anonymen Datenerhebung, die die Wahrscheinlichkeit erhöht, wahrheitsgemäße Aussagen zu erhalten (Castelo-Branco, Palacios et al. 2010). Die Fragen können an jede Studie angepasst und offen (z.B. „Wie viele Dosen haben Sie gestern ausgelassen?") oder mit vorgegebenen Antwortmöglichkeiten formuliert werden. Da die Ergebnisse stark vom Wortlaut der Fragen abhängen (Farmer 1999), sind validierte Befragungsinstrumente wie die Morisky und die Medication Adherence Report Scale (s.u.) den nicht-validierten Instrumenten vorzuziehen. Direkte Befragungen zeigen eine eher geringe Korrelation mit den unten genannten objektiveren Methoden (Garber, Nau et al. 2004) und sind für die Adherence-Bestimmung daher nicht uneingeschränkt zu empfehlen.

1.5.2 Morisky Scale

Die „Morisky Scale" (Morisky, Green et al. 1986) ist ein validiertes Befragungsinstrument, wurde für kardiologische Patienten entwickelt und galt über 2 Jahrzehnte als Standard-Instrument für die Ermittlung der Adherence. Sie besteht aus 4 einfachen, geschlossenen Fragen mit binärer Antwortmöglichkeit (ja = 1 Punkt / nein = 0 Punkte) und basiert auf der Theorie, dass Non-Adherence durch Vergesslichkeit, Achtlosigkeit, Besserung der Symptome oder das Auftreten von unerwünschten Arzneimittelwirkungen begründet sein kann. Non-Adherence ist als jeder Wert größer Null definiert, d.h. wenn mindestens eine der 4 Fragen mit einem Ja beantwortet wurde. Der Wortlaut der Fragen kann je nach Erkrankung und Art der Therapie variieren (Rigby 2007).

1.5.3 MARS (Medication Adherence Report Scale)

Die ebenfalls validierte "Medication Adherence Report Scale" (Horne and Weinman 1999; Thompson, Kulkarni et al. 2000) besteht aus 5 Fragen, in denen potenzielle Gründe für Non-Adherence im Gegensatz zur Morisky Scale nicht benannt sind, wenngleich sie aus der Art der Fragestellung abgeleitet werden können. Für die Antwortmöglichkeiten „immer/oft/manchmal/selten/nie" werden Punkte vergeben, so dass das Ausmaß der Non-Adherence quantifizierbar ist. Eine Mindestpunktzahl als „Cut-off-Grenze" zwischen Adherence und Non-Adherence wird vom Begründer des MARS nicht vorgegeben und lässt sich daher für jede Studie individuell festlegen.

1.5.4 Patiententagebücher

Patiententagebücher ermöglichen die therapiebegleitende Dokumentation der Compliance, bedeuten aber für die Patienten eine nicht unerhebliche zeitliche Belastung.

1.5.5 Erfassung des Arzneimittelverbrauchs in der Apotheke

Diese Angaben beruhen auf dem Vergleich der theoretischen Reichweite einer Abgabeeinheit und der tatsächlichen Einlösefrequenz von Verordnungen. Abweichungen zwischen diesem Parameter und der tatsächlichen Adherence ergeben sich, wenn ein Patient mehrere Apotheken aufsucht und die Verordnung zwar einlöst, die Arzneimittel aber nicht einnimmt. Ferner gibt dieser Parameter keinen Anhaltspunkt für die Regelmäßigkeit der Einnahme (Rudd 1987). Die durch dieses Verfahren bestimmte Adherence zeigte trotzdem eine akzeptable Korrelation mit der ‚kumulativen' Adherence, bestimmt durch das unten beschriebene Medication Event Monitoring System (MEMS) (Choo, Rand et al. 1999), und neigt weniger zur Überschätzung der Adherence als die direkte Befragung (Guénette, Moisan et al. 2005).

Als Methoden mit größerer Objektivität gelten die folgenden:

1.5.6 Auszählen / Auswiegen von Restmedikation

Von den Aussagen der Patienten unabhängige Methoden zur Bestimmung der Adherence sind das Auszählen (bei abgeteilten Darreichungsformen) oder Auswiegen der Restmedikation, die nach Ende der Behandlung zurück gegeben wurde. Überschätzung der tatsächlichen Adherence ist auch bei dieser Methode möglich, wenn Patienten ihre Restmedikation absichtlich oder unbeabsichtigt nicht vollständig zurückgeben (Farmer 1999).

1.5.7 Laborparameter

Zur Ermittlung der Compliance bei systemischen Therapien finden darüber hinaus Laborparameter wie Blutspiegel-Messungen Verwendung, die eine exakte Bestimmung der Wirkstoff-Konzentration im Körper des Patienten zum Zeitpunkt der Visite erlauben.

1.5.8 Elektronische Mess-Systeme (MEMS™ Cap)

Medication Event Monitoring Systems (MEMS™) bestehen aus einer Standard-Flasche, in deren (Schraub-)Deckel ein Mikroprozessor eingelassen ist. Bei jedem Öffnen der Flasche werden Uhrzeit, Tag und Zeitspanne seit der letzten Öffnung aufgezeichnet. Bei geeigneter Galenik lassen sich die Flaschen nicht nur für feste und flüssige, sondern auch für halbfeste Darreichungsformen verwenden (Hodari, Nanton et al. 2006). Diese Art der Messung liefert tendenziell niedrigere Adherence-Werte als die Patientenbefragung (Balkrishnan, Carroll et al. 2003; Carroll, Feldman et al. 2004) oder die Erfassung des Arzneimittelverbrauchs (Choo, Rand et al. 1999) und wird daher trotz der Kosten und der begrenzten Einsetzbarkeit häufig als heutiger Referenzstandard angesehen (Farmer 1999; Greenlaw, Yentzer et al. 2010).

1.6 EINFLUSSFAKTOREN AUF DIE ADHERENCE-MESSUNG

Welche Werte bei Adherence-Messungen ermittelt werden, hängt neben der verwendeten Messmethode auch von den folgenden Faktoren ab:
- Definition der Adherence: Eng gefasste Kriterien begünstigen die korrekte Identifizierung von Patienten mit hoher Adherence, erschweren aber diejenige von Patienten mit niedriger Adherence (Gregoire et al., 1998,

zitiert in (Farmer 1999)). Ferner existieren kontinuierliche Angaben, wie sie der Medication Adherence Score aus Soll- und Ist-Verbrauch oder der MARS erlauben, neben der dichotomen Einstufung in adhärent oder nicht-adhärent, die häufig nach einem arbiträr festgelegten Cut-off erfolgt (Farmer 1999).

- Wissen der Patienten um die Datenerhebung: Das Bewusstsein, an einer Studie teilzunehmen, verändert das Verhalten der Studienteilnehmer (Eckmanns, Bessert et al. 2006; Brooks 2009)
- Anonymität der Befragung: Die oben genannte Verhaltensänderung ist größer, wenn der Patient erwartet, dass seine Daten ihm persönlich zugeordnet werden können (Osterberg and Blaschke 2005).

Wie kürzlich festgestellt wurde, gibt es bislang kein validiertes Dermatologie-spezifisches Instrument, mit dem sich die Adherence verlässlich erfassen lässt (Greenlaw, Yentzer et al. 2010). Zudem ist bekannt, dass sich Morbiditätsfaktoren auf die Eignung von Messinstrumenten zur Adherence-Bestimmung auswirken und es daher essenziell ist, für die jeweilige Erkrankung das am besten geeignete Instrument auszuwählen (Hansen, Kim et al. 2009).

1.7 COMPLIANCE BZW. ADHERENCE IN DER PSORIASIS-BEHANDLUNG

Die Frage nach der Compliance bzw. Adherence in der Therapie der Psoriasis war Gegenstand verschiedener Studien, die in verschiedenen Ländern durchgeführt wurden.

Während die meisten Studien die Bestimmung der „Medication Adherence" (oder auch „Secondary Adherence") zum Ziel haben, wurde in einer dänischen Studie die „Primary Adherence" ermittelt, d.h. es wurde verfolgt, wie viele der Patienten einer dermatologischen Klinik ihr Rezept einlösen. Die Überprüfung wurde durch ein bislang ausschließlich in Dänemark etabliertes elektronisches Register ermöglicht. Von den Psoriasis-Patienten lösten fast 45 % ihr Rezept nicht ein, während der Prozentsatz für primäre Adherence bei Patienten mit anderen Hauterkrankungen zum Teil deutlich höher lag (Storm, Andersen et al. 2008).

Einen Überblick über die in den einzelnen Studien verwendeten Messmethoden und die Beurteilung der Ergebnisse durch die Autoren der Publikationen gibt Tabelle 1.

Autor, Jahr / Quelle	Methode	Perspektive	Compliance [%]	Schlussfolgerungen der Autoren
Richards et al. 1999 (Richards, Fortune et al. 1999)	Topische, systemische, Photo- oder Kombinationstherapie; Anonyme Patientenbefragung (n=120); Unterteilung in „Compliers" (immer compliant) und „Non-Compliers" (manchmal oder nie compliant)	Patient	61 %	Entfällt (die Art der Datenerhebung wird weder in Frage gestellt noch kommentiert).
Zaghloul et al. 2004 (Zaghloul and Goodfield 2004)	Topische oder orale Therapie (n=201); Errechnung der „Medication Adherence" aus Soll- und Ist-Verbrauch nach Auswiegen / Auszählen der Restmedikation (objektive Methode) sowie Patienten-Interview zu Vergleichszwecken (subjektive Methode)	Prüfer Patient	61 % 92 %	Der ermittelte Medication Adherence Score liefert objektive Daten. Das als Prozentsatz vorliegende Ergebnis wird der Unterteilung in „Compliers" und „Non-Compliers" anhand einer Cut-off-Grenze vorgezogen.
Caroll et al. 2004 (Caroll, Feldman et al. 2004)	Topische Therapie (n=24); MEMS Cap am Salicylsäure-Gel (SSG) bei Halbseitenvergleich SSG + Tacrolimus-Salbe vs. SSG + Grundlage → indirekte Adherence-Messung für die Tacrolimus-Salbe	Prüfer	60 %	Geeignete Methode zur objektiven Bestimmung der Adherence, da die Patienten nicht über die Art der Adherence-Messung aufgeklärt wurden
Caroll et al. 2004 (Caroll, Feldman et al. 2004)	Topische Therapie (n=30); Patiententagebuch vs. MEMS mit Salicylsäure-Gel vs. Auswiegen der Restmedikation	Prüfer Patient	85 % → 51 % (n. 8 Wochen) 90 %	Nur MEMS ist eine geeignete Messmethode, nicht aber Tagebücher oder Auswiegen der Restmedikation wegen extremer Variabilität der Ergebnisse.
Balkrishnan et al. 2003 (Balkrishnan, Caroll et al. 2003)	Topische Therapie (n=10); Patiententagebuch vs. MEMS mit Salicylsäure-Gel	Patient Prüfer	92 % 67%	Elektronische Erfassung ist verlässlicher als die Befragung
Fouéré et. al. 2005 (Fouéré, Adjadj et al. 2005)	Topische oder Kombinations-Therapie; Patientenfragebogen (n=1281); Compliance definiert als strikte Befolgung der Anweisungen in den vergangenen 3 Tagen und am vergangenen Wochenende	Patient	27 %	Die ermittelte Compliance ist aufgrund abweichender Definition und Messinstrumente niedriger als in anderen Studien. Fehler oder Verzerrungen sind bei dieser Art der Datenerhebung unvermeidbar.
Brown et al. 2006 (Brown, Rehmus et al. 2006)	Topische Cortison-Therapie; Anonymer Patientenfragebogen (n=53); (Einschlusskriterium: mindestens eine topische Cortisontherapie in den vorangegangenen 12 Monaten)	Patient	60 %	Die Art der Datenerhebung birgt die Gefahr von Erinnerungsfehlern bzw. -lücken, die Ergebnisse entsprechen jedoch denen anderer Adherence-Erhebungen.

Autor, Jahr / Quelle	Methode	Perspektive	Compliance [%]	Schlussfolgerungen der Autoren
Storm et al. 2008 (Storm, Andersen et al. 2008)	Für den Patienten neue (nicht weiter spezifizierte) Therapie (n=322); Elektronisches Register; 4 Wochen nach der Visite Überprüfung, ob das Rezept eingelöst wurde („Primary Adherence")	Prüfer	55 %	Methode zur objektiven Ermittlung der „Primary Adherence" (einmalig in DK).
Gokdemir et al. 2008 (Gokdemir, Ari et al. 2008)	Orale, topische, Photo- oder kombinierte Therapie; Patientenfragebögen (n=103): tägl. Dokumentation d. Arzneimittel-Anwendung (Ist-Verbrauch) und Errechnung des Medication Adherence Score nach etablierter Methode aus Soll- und Ist-Verbrauch	Patient	75 %	Adherence-Raten werden häufig überbewertet, wenn sie (wie in diesem Fall) auf Basis von Patienten-Angaben erhoben werden.
Yentzer et al. 2008 (Yentzer, Yelverton et al. 2008)	Orale und Bestrahlungs-Therapie (n=27); MEMS Cap (Acitretin), Datenlogger (UV-Lampen)	Prüfer	94 % → 54 % nach 12 Wo. (Acitretin)	Beide Methoden erfassen die Adherence objektiv. Die Logger sind für Aufzeichnung von UV-Bestrahlung validiert.
Bhosle 2006 (Bhosle, Feldman et al. 2006)	Systemische Therapie; Arzneimittelverbrauchsdaten aus der Apotheke für Patienten, denen (u.a.) Biologika verordnet wurden	Prüfer	66% (Biologika) bzw. 36% (andere)	Für Biologika sind die Adherence-Werte höher als für andere Psoriasistherapien
Van de Kerkhof 2000 (van de Kerkhof, de Hoop et al. 2000)	Topische, photo(chemo)- oder systemische Therapie; Patientenfragebögen, verschickt an Abonnenten von "Psoriasis" (Zeitschrift der niederländischen Psoriasis-Patientenorganisation) (n=839); untersucht wurde die Compliance hinsichtlich a) Therapiedauer und b) Anwendungshäufigkeit	Patient	Compliance bzgl. Anwendungshäufigkeit: 51% topische Th.; 90% Photo(chemo)-Th.; 97% systemische Th.	Selektionsbias möglich durch Kontaktierung über das "Psoriasis"-Abonnement → Überbewertung der Compliance möglich wegen größeren Interesses an oder Besorgnis wegen der Erkrankung

Tabelle 1: Studien zur topischen und systemischen Therapie der Psoriasis mit Hauptzielkriterium „Compliance" bzw. „Adherence"

1.8 VERGLEICH VERSCHIEDENER MESSMETHODEN FÜR DIE COMPLIANCE BZW. ADHERENCE

In den genannten Studien wurden für die Compliance sehr unterschiedliche Werte ermittelt. Die verwendeten subjektiven Methoden zur Bestimmung der Compliance zeigen unterschiedlich große Abweichungen von den für objektiv gehaltenen Methoden wie beispielsweise die elektronische Messung. Sofern die Messmethoden auf Angaben der Patienten angewiesen sind, ist in Betracht zu ziehen, dass möglicherweise höhere Compliance-Werte dokumentiert werden als bei objektiver Bestimmung der Therapietreue. Dies gilt insbesondere für Datenerhebungen, die nicht anonymisiert erfolgen, da die Patienten möglicherweise die Beziehung zu ihrem Arzt nicht belasten, ihn nicht enttäuschen oder keine potenziellen Nachteile bei der weiteren Behandlung riskieren möchten. Besonders bei Patienteninterviews ist die Wahrscheinlichkeit hoch, dass die Patienten ihre Mitarbeit in Richtung der vermeintlichen Erwartungen ihres Therapeuten positiver darstellen. Sofern die Angaben nicht anonym erfasst werden, ist daher bei allen Arten der Patientenbefragung (auch bei Zuhilfenahme von Morisky Scale, MARS oder Patiententagebüchern) in Betracht zu ziehen, dass die Compliance überschätzt wird. Anonyme Fragebogenerhebungen führten dagegen zumindest in diesem indirekten Vergleich zu ähnlichen Ergebnissen wie die Erfassung der Restmedikation und die Verwendung des MEMS; die tatsächliche Compliance / Adherence ist jedoch mit den bisher entwickelten Instrumenten nicht exakt messbar.

Unter Einbeziehung dieser Aspekte ist für Patienten mit Psoriasis eine Compliance von 50 bis 60 % zu erwarten, was den in einer Übersichtsarbeit gefundenen Adherence-Raten bei topisch behandelten Patienten mit Hauterkrankungen allgemein entspricht (Serup, Lindblad et al. 2006). Die „Primary Adherence", d.h. das Einlösen der ärztlichen Verordnung, wurde bislang nur in einer Studie ermittelt (Storm, Andersen et al. 2008). Da nicht davon auszugehen ist, dass alle Patienten, die ihre Verordnung eingelöst haben, anschließend komplett adhärent sind, lässt sich erahnen, dass die Therapietreue, die bei den zitierten Compliance-Studien durchschnittlich um 60 % liegt, tatsächlich noch geringer ist.

1.9 POTENZIELLE EINFLUSSFAKTOREN AUF DIE COMPLIANCE

1.9.1 Soziodemografische Faktoren

Der Einfluss unterschiedlichster Faktoren auf die Compliance der Patienten unter topischer oder systemischer Therapie wurde in einer Reihe von Studien diskutiert, allerdings liefern die Studienergebnisse nicht immer ein einheitliches Bild und sind im Einzelfall sogar widersprüchlich. Eine Übersicht über die – konträren – Ergebnisse hinsichtlich soziodemografischer Einflussfaktoren liefert Tabelle 2.

Autor, Jahr	Quelle	Variable	Einflussfaktoren				
			Weibliches Geschlecht	Alter	Alleinlebend (vs. Partnerschaft)	Berufstätig	Rauchen (R), Alkohol (A)
Zaghloul, 2004	(Zaghloul and Goodfield 2004)	Compliance (n=201)	↑	↓	↓	↑	A: ↓ R: ↓
Storm, 2008	(Storm, Andersen et al. 2008)	Primäre Adherence (n=322)	-	↑			
Gokdemir, 2008	(Gokdemir, Ari et al. 2008)	Adherence (n=103)	0		↑	0	R: 0
Richards, 1999	(Richards, Fortune et al. 1999)	Compliance (n=120)			↑		

↑ höhere Compliance/Adherence; ↓ niedrigere Compliance/Adherence; 0 kein Effekt
Tabelle 2: Einflussfaktoren auf die Compliance/Adherence; hier: *Soziodemografische Faktoren*

1.9.2 Behandlungsspezifische Faktoren

Einheitlicher stellen sich die Studienergebnisse bezüglich behandlungsspezifischer Einflussfaktoren dar, die in Tabelle 3 zusammengefasst sind.

Zu den häufigsten behandlungsspezifischen Gründen für Non-Compliance gehören schlechte kosmetische Eigenschaften, eine zu zeitaufwändige Anwendung und das Auftreten von Nebenwirkungen oder auch die Angst vor unerwünschten Arzneimittelwirkungen. Die Zufriedenheit mit der Therapie ist wiederum grundsätzlich mit besserer Adherence assoziiert.

Autor, Jahr	Quelle	Variable	Einflussfaktoren			
			Topische Therapie (vs. systemische)	Zufriedenheit[1]	Nebenwirkungen	Therapie-aufwand (zeitlich)
Fouéré, 2005	(Fouéré, Adjadj et al. 2005)	Compliance (n=1281)		↑	↓	↓
Atkinson, 2004	(Atkinson, Sinha et al. 2004)	Adherence (n=567)	↓	↑		
Gokdemir, 2008	(Gokdemir, Ari et al. 2008)	Adherence (n=103)	0	↑		
Richards, 1999	(Richards, Fortune et al. 1999)	Compliance (n=120)			↓	↓
Zaghloul, 2004	(Zaghloul and Goodfield 2004)	Compliance (n=201)			↓	↓
Brown, 2006	(Brown, Rehmus et al. 2006)	Adherence (n=53)		↑	↓ (erwartet) 0 (eingetreten)	↓
Yentzer, 2008	(Yentzer, Yelverton et al. 2008)	Adherence (n=27)			0 (berichtet)	0
Bhosle, 2006	(Bhosle, Feldman et al. 2006)	Adherence (Review)	↓	↑		

↑ höhere Compliance/Adherence; ↓ niedrigere Compliance/Adherence; 0 kein Effekt

Tabelle 3: Einflussfaktoren auf die Compliance/Adherence; hier: *Behandlungsspezifische Faktoren*

1.9.3 Erkrankungsspezifische Faktoren

In Tabelle 4 findet sich ein Überblick über die die Compliance beeinflussenden erkrankungsspezifischen Faktoren.

Autor, Jahr	Quelle	Variable	Einflussfaktoren	
			Gesichtsläsionen	Schweregrad
Zaghloul, 2004	(Zaghloul and Goodfield 2004)	Compliance (n=201)	↓	↓
Richards, 1999	(Richards, Fortune et al. 1999)	Compliance (n=120)		↓
Atkinson, 2004	(Atkinson, Sinha et al. 2004)	Adherence (n=567)		↓

↑ höhere Compliance/Adherence; ↓ niedrigere Compliance/Adherence; 0 kein Effekt

Tabelle 4: Einflussfaktoren auf die Compliance/Adherence; hier: *Erkrankungsspezifische Faktoren*

---

[1] einschließlich gut erlebter Wirkung und guter kosmetischer Eigenschaften

1.9.4 Arzt-Patienten-Verhältnis

Ein gutes, vertrauensvolles Arzt-Patienten-Verhältnis scheint für Adherence und Therapieerfolg von großer Bedeutung zu sein. Entsprechend wurde bei der bereits oben erwähnten klinischen Studie an 322 Patienten einer dermatologischen Klinik in Dänemark gezeigt, dass Verordnungen junger Ärzte deutlich seltener eingelöst wurden als Verordnungen von Spezialisten (Storm, Andersen et al. 2008).

1.9.5 Informationsniveau der Patienten

Die Patienten können einen effektiveren Beitrag zum Krankheitsmanagement leisten, wenn sie gut über die Psoriasis und die ausgewählten Therapien informiert sind. Besonders interessant ist in diesem Zusammenhang die Feststellung, dass nach alleiniger verbaler und qualitativer Beschreibung potenzieller UAW das Risiko möglicherweise überschätzt wird, während Aufklärung über die prozentuale Auftretenswahrscheinlichkeit hingegen die Angst vor den UAW reduzieren kann (Studie 1 bzw. Studien 2 und 3), wobei weniger Angst vor UAW mit besserer Compliance assoziiert ist. (Young and Oppenheimer 2006). Tabelle 5 enthält einen Überblick über diese Einflussfaktoren.

Autor, Jahr	Quelle	Variable	Einflussfaktoren	
			Psoriasis- / therapiebezogene Information	Information zu Nebenwirkungen
Uhlenhake, 2009	(Uhlenhake, Kurkowski et al. 2009)	Compliance (Ärzte + Pat. aus 4 Zentren)	↑	
Young, 2006	(Young and Oppenheimer 2006)	Compliance (n=40 (Stu. 1); n=31 (Stu. 2); n=120 (Stu. 3)		↓ (verbal, qualitativ; Studie 1) ↑ (quantitative Angaben; Studien 2 und 3)
Brown, 2006	(Brown, Rehmus et al. 2006)	Adherence (n=53)		↑

↑ höhere Compliance/Adherence; ↓ niedrigere Compliance/Adherence; 0 kein Effekt

Tabelle 5: Einflussfaktoren auf die Compliance/Adherence; hier: *Psoriasis- und therapiebezogene Information des Patienten*

1.9.6 Psychosoziale Faktoren

Entsprechend der Bedeutung von Interaktionen zwischen Psoriasis und psychischer Verfassung der Betroffenen widmen sich viele Studien der Erforschung psychosozialer Einflussfaktoren sowohl auf die Erkrankung als auch auf die

Compliance in der Therapie. Dabei hat die Erfassung der gesundheitsbezogenen Lebensqualität u.a. den Hintergrund, dass sich eine niedrige Lebensqualität negativ auf die Adherence auswirkt.

In einer Studie wurde die gesundheitsbezogene Lebensqualität (Health Related Quality of Life, HRQOL) von 317 Psoriasis-Patienten im Vergleich mit der Lebensqualität bei 10 anderen chronischen Erkrankungen untersucht. Es zeigte sich, dass die Lebensqualität der Patienten mit Psoriasis signifikant schlechter als bei gesunden Erwachsenen und im gleichen Maß beeinträchtigt ist wie bei anderen schweren, d.h. teils lebensbedrohlichen Erkrankungen wie Krebs, Arthritis, Bluthochdruck, KHK, Diabetes oder Depression. (Rapp, Feldman et al. 1999). Zudem ist der Prozentsatz an Psoriasis-Patienten mit Depressionen hoch (je nach Studie 10 bis 62%) und mit signifikant mehr Krankheitstagen und Arztbesuchen verbunden. Selbstmordgedanken werden ebenfalls häufiger berichtet als bei anderen Hauterkrankungen wie atopischer Dermatitis, Akne oder Alopezia areata. Das Auftreten einer Depression korreliert wiederum negativ mit der Adherence (Richards and Fortune 2006).

Ein Überblick über die wichtigsten psychosozialen Einflussfaktoren auf Compliance bzw. Adherence findet sich in Tabelle 6.

Autor, Jahr	Quelle	Variable	Einflussfaktoren				
			Lebens-qualität allgemein	Resigna-tion	Depres-sion	Verleug-nung	Positive Einstellung zum Arzneimittel
Zaghloul, 2004	(Zaghloul and Goodfield 2004)	Compliance (n=201)	↑				
Gokdemir, 2008	(Gokdemir, Ari et al. 2008)	Adherence (n=103)		↓			
Richards, 2006	(Richards and Fortune 2006)	Adherence (Review)			↓		
Awadalla, 2007	(Awadalla, Yentzer et al. 2007)	Adherence (n: entfällt)				↓	
Horne, 1999	(Horne and Weinman 1999)	Adherence (n=324)					↑

↑ höhere Compliance/Adherence; ↓ niedrigere Compliance/Adherence; 0 kein Effekt

Tabelle 6: Einflussfaktoren auf die Compliance/Adherence; hier: *Psychosoziale Faktoren*

1.10 VERGLEICH DER COMPLIANCE BEI TOPISCHER UND SYSTEMISCHER THERAPIE

Die Compliance wird bei topischer Therapie unter anderem von Faktoren beeinflusst, die für die Systemtherapie nicht relevant sind. Hierzu gehören die kosmetischen und galenischen Eigenschaften (stark fettende, austrocknende oder klebende Grundlagen), der Geruch des Präparates sowie die Zeit, die für die Applikation benötigt wird. Darüber hinaus ist die Wirksamkeit häufig schwächer als bei systemisch anzuwendenden Arzneimitteln. Selbst mit effektiver topischer Therapie würde es nur 40 % der Patienten ‚sehr gut' gehen, 40 % würden eine teilweise Besserung erfahren und 20% überhaupt nicht auf die Behandlung ansprechen (Chu 2000).

Entsprechend ist die generell unzureichende Adherence in der Behandlung der Psoriasis bei topischer Therapie noch schlechter (Yentzer, Yelverton et al. 2008) und viele Patienten lösen ihr Rezept für topisch anzuwendende Arzneimittel gar nicht erst ein (Storm, Andersen et al. 2008). Die Unzufriedenheit belegt auch die bereits erwähnte Befragung von 1281 Mitgliedern europäischer Psoriasis-Patientenorganisationen, von denen 73 % angaben, hinsichtlich ihrer topischen Psoriasis-Therapie nicht compliant zu sein. Als Gründe für Non-Compliance wurden geringe Wirksamkeit, schlechte kosmetische Eigenschaften, zu zeitaufwändige Anwendung und das Auftreten von Nebenwirkungen genannt (Fouéré, Adjadj et al. 2005).

1.11 EINFLUSSFAKTOREN FÜR DIE ADHERENCE

Aufgrund der Bedeutung der Adherence für den Therapieerfolg widmeten sich diverse Studien der Frage, welche Faktoren sich in welcher Hinsicht auf die Adherence auswirken. Unter den identifizierten Einflussfaktoren sind für die Frage nach pharmazeutischen Interventionsmöglichkeiten vor allem die von Interesse, die sich gezielt verändern lassen. Dies gilt beispielsweise nicht für die soziodemografischen Faktoren, für deren Einfluss darüber hinaus ohnehin widersprüchliche Ergebnisse berichtet wurden.

Behandlungsspezifische Faktoren lassen sich hingegen in vielen Fällen durch die Auswahl der vom jeweiligen Patienten präferierten Darreichungsform oder Therapie beeinflussen. Es ist zu erkennen, dass sich eine geringe Wirksamkeit, schlechte kosmetische Eigenschaften (bei topischer Therapie), eine zu zeitaufwändige oder belastende Therapie und das Auftreten von UAW tendenziell ungünstig auf die Adherence auswirken (Richards, Fortune et al. 1999; Zaghloul and Goodfield 2004; Fouéré, Adjadj et al. 2005; Brown, Rehmus et al. 2006). Demgegenüber ist die Adherence besser, wenn das Arzneimittel erstmalig und nur einmal täglich verabreicht wird und schnell wirkt (Zaghloul and Goodfield 2004; Uhlenhake, Kurkowski et al.). Interessant wäre in diesem Zusammenhang eine Nutzen-Risiko-Abwägung durch die befragten Patienten, da eine stärkere und schnell einsetzende Wirksamkeit häufig mit einer höheren Wahrscheinlichkeit für das Auftreten von UAW assoziiert ist. So wurde in einer Studie zur Therapie der Psoriasisarthritis mit den Biologika Etanercept, Infliximab und Adalimumab festgestellt, dass innerhalb von 3 Jahren 13 % der Patienten ihre erste und 44% auch die zweite anti-TNF-α-Therapie wegen UAW abbrachen (Saad, Ashcroft et al. 2009). Das Ergebnis einer Studie von Yentzer (Yentzer, Yelverton et al. 2008) legt zudem nahe, dass es für die Patienten leichter sein könnte, zwei- bis dreimal wöchentlich an die (Bestrahlungs-)Therapie zu denken als einmal täglich an die Tabletteneinnahme.

Erkrankungsspezifische Faktoren sind abgesehen von einer effektiven Therapie keinem äußeren Einfluss zugänglich. Auch wenn sich vermuten ließe, dass Patienten mit schwererer Erkrankung eher geneigt sind, den Therapieanweisungen zu folgen, ist das Gegenteil der Fall, sowohl bei Psoriasispatienten (Richards, Fortune et al. 1999; Atkinson, Sinha et al. 2004; Zaghloul and Goodfield 2004) als auch bei dermatologischen Patienten allgemein (Renzi, Abeni et al. 2001; Renzi, Picardi et al. 2002; Zaghloul, Cunliffe et al. 2005).

Ein Defizit an relevanten Informationen über die Psoriasis und das Behandlungsmanagement bemängeln sowohl Patienten als auch Ärzte und plädieren im Interesse der Adherence für bessere Aufklärung der Patienten (Laine, Davidoff et al. 1996; Brown, Rehmus et al. 2006; Kinney and Feldman 2009; Uhlenhake,

Kurkowski et al.). Konkret konnten Young et al. nachweisen, dass im Vergleich zu unvollständig informierten Patienten die Angst vor UAW bei den Betroffenen geringer war, wenn sie genau über die Auftretenswahrscheinlichkeit der unerwünschten Arzneimittelwirkungen informiert wurden und weniger Angst vor UAW wiederum positiv mit der Adherence assoziiert ist (Young and Oppenheimer 2006).

In mehreren Studien wurde der negative Einfluss von Depression, Ängstlichkeit, Sorge, Resignation, Verleugnung der Erkrankung und einer niedrigen (gesundheitsbezogenen) Lebensqualität auf die Adherence nachgewiesen (Rapp, Feldman et al. 1999; Fortune, Richards et al. 2004; Zaghloul and Goodfield 2004; Richards and Fortune 2006; Awadalla, Yentzer et al. 2007; Gokdemir, Ari et al. 2008). Eine positive Einstellung gegenüber dem verordneten Arzneimittel und die Akzeptanz der Erkrankung begünstigen dagegen die Therapietreue der Patienten (Horne and Weinman 1999; Zalewska, Miniszewska et al. 2007).

Es wird zwischen vorsätzlicher, also überlegter und beabsichtigter, und nicht vorsätzlicher Non-Adherence unterschieden. Letztere resultiert aus der Vergesslichkeit des Patienten, aus der kognitiven oder organisatorischen Unfähigkeit, den Therapieanweisungen zu folgen oder physischen Problemen, die dem Patienten die Anwendung des Arzneimittels erschweren oder unmöglich machen. All diese Faktoren sollten sich durch Erinnerungsnotizen, -mails oder –anrufe, umfangreiche Informationen über die Therapie und die Demonstration der korrekten Anwendung des Arzneimittels sowie die Auswahl einer für den Patienten und seinen Lebensstil optimalen Therapie beeinflussen lassen, wobei die positiven Behandlungsergebnisse den Aufwand rechtfertigen.

Bei der vorsätzlichen Non-Adherence entscheidet der Patient hingegen beispielsweise aufgrund auftretender unerwünschter Arzneimittelwirkungen oder eigener Nutzen-Risiko-Abwägung bewusst, die Medikation nicht wie vorgesehen anzuwenden (Richards, Fortune et al. 1999; Rigby 2007). Hier ist entweder Aufklärung und Überzeugung des Patienten notwendig, sofern seine Entscheidung auf falschen Annahmen beruht, oder aber eine Änderung der therapeutischen Strategie, wenn die vorsätzliche Non-Compliance begründet ist.

Die zitierten Studien lassen erwarten, dass in der Psoriasistherapie nur etwa 50 bis 60% der Patienten compliant bzw. adhärent sind. In der Realität und damit außerhalb von Studien könnte dieser Anteil noch niedriger sein. Folglich sind Maßnahmen zur Verbesserung dringend erforderlich, um die Behandlungserfolge sowohl im Interesse der Patienten als auch aus pharmakoökonomischer Sicht zu optimieren.

Über die Adherence und eventuelle Gründe für Non-Adherence ist wie beschrieben mittlerweile einiges bekannt, allerdings wurden die Patienten grundsätzlich im Zusammenhang mit ihren letzten oder vergangenen Therapien befragt. Hilfreich bei der Optimierung der Adherence könnte eine neue Herangehensweise durch die Frage nach einer imaginären Wunschtherapie der Patienten sein. Die einzige Studie, die auch Präferenzen hinsichtlich der Behandlung erfragte, ergab, dass 44 % der Patienten eine systemische Therapie, 26 % Cremes, 17 % Salben und 3 % eine Phototherapie bevorzugen würden und nur 10 % keine Präferenzen hatten (Richards, Fortune et al. 1999). Über konkretere Aspekte wie bevorzugte Darreichungsformen bei der Systemtherapie, bevorzugte Anwendungshäufigkeit und Schwerpunkte der Patienten bei der Nutzen-Risiko-Abwägung wurde zwar spekuliert (Nelson, Pearce et al. 2006), sie blieben allerdings bislang bei allen Befragungen unberücksichtigt.

2 FRAGESTELLUNGEN UND ZIELSETZUNGEN

Wie zuvor erläutert, ist die Compliance in der Behandlung von Psoriasis-Patienten in Deutschland nach wie vor häufig unzureichend - mit negativen Auswirkungen auf den Behandlungserfolg, die Kosten für erforderliche Folgebehandlungen und die Lebensqualität der Patienten.

Die Gründe für mangelnde Compliance in der Psoriasis-Behandlung wurden bislang nicht ausreichend systematisch erforscht. Detaillierte Kenntnisse hierüber könnten dazu beitragen, die Behandlungserfolge zu verbessern, Kosten zu senken, die Versorgung aktiv zu gestalten und der Pharmaindustrie Anregungen für die Entwicklung neuer Arzneimittel zu liefern.

Wesentlichen Einfluss auf die Therapietreue könnte die Applikationsform der verabreichten Arzneimittel haben. Systematische Daten zur Systemtherapie der Psoriasis fehlen bislang, sind aber von großer Bedeutung – insbesondere vor dem Hintergrund des immer breiteren Spektrums verfügbarer Therapieoptionen. So sind derzeit Systemtherapeutika der Psoriasis in Form von Tabletten, s.c. Injektionslösungen oder Infusionslösungen verfügbar. Die Biologika werden z.T. mehrfach pro Woche, z.T. auch nur in mehrwöchigen Abständen appliziert. Unklar ist, welchen Stellenwert diese Modalitäten aus Patientensicht haben.

Mit Hilfe der Beobachtungsstudie PsoComp sollten daher die folgenden Fragen geklärt werden:
- Welche Präferenzen weisen Patienten mit Psoriasis vulgaris hinsichtlich der Applikationsweise von Systemtherapeutika auf?
- Wie fällt die Nutzen-Risiko-Abwägung der Betroffenen aus, d.h. wie stellen sich ihre Präferenzen in Abhängigkeit vom Therapieaufwand, von der Wirksamkeit und dem zu erwartenden Nebenwirkungs-Spektrum des Arzneimittels dar?
- Welche Faktoren beeinflussen die Compliance bei der Psoriasis-Therapie und welche Art / Arten von Non-Compliance lässt / lassen sich ermitteln?
- Wie groß ist das Bedürfnis der Betroffenen nach Information über ihre Therapie und wie decken sie ihren Informationsbedarf?

- Wie groß ist das Bedürfnis der Patienten, aktiv an der Entscheidung für die Therapie mitzuwirken und wie beurteilen sie die Möglichkeiten dazu?
- Haben Dauer und Schwere der Erkrankung, die Vortherapien oder die soziodemografischen Daten der Patienten Auswirkungen auf ihre Präferenzen, die Zufriedenheit mit der Therapie und / oder die Compliance?

3 METHODEN

3.1 STUDIENPLANUNG

Zur Klärung der Fragestellungen wurde eine multizentrische, prospektive Beobachtungsstudie mit zwei Erhebungszeitpunkten (t1 und t2) an n=200 erwachsenen Patienten mit Psoriasis vulgaris aller Schweregrade geplant, die sich aufgrund akuten Behandlungsbedarfs bei einem niedergelassenen Arzt, in einer Rehabilitationseinrichtung oder in einer Klinik vorgestellt hatten. Die zweite Befragung sollte 3 bis 12 Wochen nach der ersten Visite stattfinden. Für die Durchführung der Studie hatte die Hamburger Ethikkommission ihr positives Votum erteilt.

3.2 STUDIENDURCHFÜHRUNG

Nach Fertigstellung der Prüfbögen folgte eine kurze Testphase an einigen ausgewählten Patienten im UKE um zu prüfen, ob die Fragen ohne weitere Erläuterung verständlich und die Patienten ausreichend motiviert sind, die umfangreichen Bögen auszufüllen. Da dies der Fall war, konnten die Bögen ohne weitere Überarbeitung an die weiteren Zentren verschickt werden.

3.2.1 Ein- und Ausschlusskriterien

Einschlusskriterien waren ein Mindestalter von 18 Jahren der weiblichen und männliche Patienten mit Psoriasis vulgaris (PASI ≥ 5) oder therapiebedürftiger Nagelpsoriasis mit oder ohne Arthritis nach klinischer Diagnosestellung durch den Dermatologen, weiterhin das schriftliche Einverständnis der Patienten sowie der Beginn einer neuen Behandlungsphase. Ausschlusskriterien waren das ausschließliche Vorliegen einer Psoriasis pustulosa oder einer Psoriasis inversa und fehlendes geistiges, körperliches oder sprachliches Vermögen der Patienten zur Teilnahme an einer Fragebogen-Erhebung.

3.2.2 Studienorganisation

Die Studie begann im Februar 2010 und endete im Mai 2011. Die teilnehmenden Dermatologen erhielten eine ausreichende Anzahl an Blanko-Prüfbögen für den Einschluss geeigneter Patienten in die Studie. Nach Aufklärung der Patienten über die Studieninhalte sowie Einholen des Einverständnisses der Patienten wurden die zum ersten Visitenzeitpunkt gehörigen Prüfbögen ausgefüllt. Die Patienten beantworteten ihre Fragen in Abwesenheit des Arztes und gaben die Fragebögen anschließend in einem mitgelieferten verschlossenen Umschlag an die Dermatologen zurück. Bei der zweiten Visite wurde analog verfahren.

3.2.3 Vergleichbarkeit mit anderen Psoriasis-Studien des CVderm

Um die Ergebnisse dieser Studie im Kontext der Forschungsergebnisse des CVderm betrachten zu können, wurde eine Reihe von Fragestellungen in Anlehnung an andere Studien formuliert, die in der jüngeren Vergangenheit vom CVderm durchgeführt wurden. Hierzu gehörten Daten zu Anamnese und soziodemografischem Hintergrund der Patienten, die Erhebung des PASI, die Ermittlung einer eventuellen Psoriasis-Arthritis und eventueller Nagelbeteiligung, Daten zu Komorbiditäten und zur individuell empfundenen Lebensqualität der Patienten sowie einige Fragen zur Compliance bei der bisherigen Therapie der Psoriasis.

3.3 STUDIENZENTREN

Folgende Zentren haben an der Befragungsstudie teilgenommen:
- Universitätsklinikum Hamburg-Eppendorf (Forschungsgruppe CVderm, Klinik für Dermatologie und Venerologie),
- Dermatologische Gemeinschaftspraxis am Tibarg, Hamburg
- Fachklinik Bad Bentheim
- Nordseeklinik Sylt
- Klinikum der J.W. Goethe-Universität Frankfurt
- Charité Campus Mitte, Berlin
- Universitäts-Hautklinik Kiel
- PsoriSol Hautklinik Hersbruck.

3.4 HYPOTHESEN

Nach Formulierung der im vorhergehenden Teil dieser Arbeit genannten Fragestellungen wurden die folgenden Hypothesen aufgestellt, die mit Hilfe der Studie überprüft werden sollten:

3.4.1 Hypothese 1: Orale vs parenterale Applikation

Die Patienten bevorzugen grundsätzlich die orale gegenüber einer parenteralen Applikation der Arzneimittel, die Patientenpräferenzen ändern sich allerdings in Abhängigkeit vom Aufwand, mit dem die jeweilige Anwendung verbunden ist, da grundsätzlich der Wunsch nach unkomplizierten, wenig aufwändigen Arzneimittelbehandlungen besteht.

3.4.2 Hypothese 2: Präferenzen ~ Erkrankungsdauer und -schwere

Die Patientenpräferenzen werden von der Dauer sowie der Schwere der Erkrankung beeinflusst. Je länger und je schwerer die Patienten erkrankt sind, desto eher bevorzugen sie parenteral anzuwendende Darreichungsformen, die als wirksamer und besser magenverträglich gelten und häufig in größeren Zeitabständen appliziert werden als oral anzuwendende.

3.4.3 Hypothese 3: Patientenbelastung ~ Art der Therapie

Wie belastend die Behandlung für die Patienten ist, hängt von der Art der Therapie ab. Die empfundene Belastung unterscheidet sich signifikant je nach Behandlungsart.

3.4.4 Hypothese 4: Präferenzen ~ demografische Patientendaten

Die Patientenpräferenzen werden von den demografischen Patientendaten beeinflusst. Insbesondere wird angenommen, dass Frauen größeren Wert auf gute Verträglichkeit der Arzneimittel legen als Männer, dass Berufstätige zu seltener anzuwendenden Darreichungsformen tendieren und dass ältere Patienten weniger gerne Kapseln und Tabletten schlucken als jüngere.

3.5 FRAGEBÖGEN (CRF)

Die eigens für diese Studie ausgearbeiteten, anonymisierten Fragebögen bestanden jeweils aus einem durch den Dermatologen auszufüllenden Teil zwecks objektiver Einschätzung der Schwere der Erkrankung sowie dem für diese Studie entscheidenden, durch die Patienten auszufüllenden Teil (siehe Anlagen C und D). Da die Patienten über die Fragen zu ihrer Therapietreue an die Kernfragestellungen zu ihren Präferenzen herangeführt werden sollten, wurden sie zunächst zu ihrer Compliance befragt und erst anschließend um die entscheidenden Auskünfte zu ihren Präferenzen gebeten.

3.5.1 CRF für die Dermatologen

Bei der Aufteilung der Fragen wurden die Ärzte im Interesse ihrer Motivation zur Studienteilnahme weitestgehend entlastet. Entsprechend diente der Arzt-Fragebogen (klinischer Fragebogen) in erster Linie der Bestimmung des Schweregrades der Psoriasis mittels „Psoriasis Area and Severity Index" (PASI) und „Gobal Clinical Assessment" (GCA; visuelle Analogskala von 0 bis 4) sowie der Abklärung einer eventuellen Psoriasis-Arthritis (PsA).

3.5.2 CRF für die Patienten

Die Fragen für die Patienten wurden so formuliert, dass sie ohne weitere Erklärungen möglichst von allen verstanden und wahrheitsgemäß beantwortet werden konnten, da nach Aushändigung der Fragebögen keinerlei Erläuterung mehr möglich war. Darüber hinaus lag das Augenmerk darauf, die Patienten durch die Art der Fragestellung oder einleitende Erklärungen in keiner Hinsicht zu beeinflussen.

Zunächst wurden Daten zum soziodemografischen Hintergrund, der Dauer der Psoriasis und zu den Begleiterkrankungen der Patienten erhoben. Zur Klärung der oben genannten Fragestellungen wurden die Patienten anschließend um Auskünfte zur subjektiv empfundenen Schwere ihrer Erkrankung, zu ihrer Therapietreue sowie ihren Präferenzen hinsichtlich einer systemischen Psoriasis-Behandlung gebeten. Folgendes wurde zu diesem Zweck im Einzelnen ermittelt:

- die Lebensqualität der Patienten mittels „Dermatology Life Quality Index" (DLQI) und Skala zum aktuellen Gesundheitszustand (visuelle Analogskala (VAS) von 1 bis 100),
- die letzte bzw. aktuelle Psoriasis-Therapie, die jeweilige Compliance der Patienten während der Behandlungen und Gründe für eventuelle Non-Compliance,
- Bedürfnisse nach Information über die Therapie inklusive genutzten Informationsquellen sowie nach Einflussnahme auf die Wahl der Arzneimittel
- Die Wichtigkeit bzw. das Erreichen von Behandlungszielen mittels „Patient Needs Questionnaire" (PNQ) bzw. „Patient Benefit Questionnaire" (PBQ)

- bevorzugte Darreichungsformen zur systemischen Applikation und
- die Wünsche der Patienten bezüglich einer (imaginären) Systemtherapie mit Erfassung der Behandlungsziele, der Nutzen- und Risikobewertung aus Patientensicht und der Bereitschaft, Unannehmlichkeiten (häufige Arztbesuche / unerwünschte Arzneimittelwirkungen) in Kauf zu nehmen.

3.5.3 Komplexe Frage- / Messinstrumente

Folgende aus mehreren Items zusammengesetzte Frage- bzw. Messinstrumente kamen zum Einsatz:

3.5.3.1 PASI

Der Psoriasis Area and Severity Index ist eins der gebräuchlichsten Instrumente zur Ermittlung des Schweregrades von Psoriasis-Erkrankungen (Mrowietz, Kragballe et al. 2010; Nast, Boehncke et al. 2011). Der PASI-Score errechnet sich aus den Symptomen Erythem (Rötung), Infiltration (Dicke der Plaques) und Schuppung und dem Ausmaß der von diesen Symptomen betroffenen Körperoberfläche der Regionen Kopf, Arme, Rumpf und Beine und kann einen Maximalwert von 72 Punkten erreichen. Eine leichte Psoriasis-Erkrankung liegt bei einem PASI <10 und eine mittelschwere bis schwere Erkrankung bei einem PASI ≥10 vor (Mrowietz, Kragballe et al. 2010).

3.5.3.2 Dermatologischer Lebensqualitäts-Index (DLQI)

Neben der Besserung der Krankheitssymptome sollte sich im Behandlungsverlauf die Lebensqualität der Patienten ebenfalls positiv entwickeln. Der Dermatologische Lebensqualitäts-Index (DLQI) ist ein Fragebogen zur Erfassung der persönlich empfundenen Lebensqualität von Patienten mit chronischen Hauterkrankungen. Mit Hilfe von zehn Fragen wird ermittelt, welche psychosozialen Auswirkungen die Hauterkrankung innerhalb der vorangegangenen sieben Tage auf verschiedene Lebensbereiche des Patienten hatte:

1.	Wie juckend, schmerzhaft, wund oder brennend war Ihre Haut in der letzten Woche?	sehr stark stark etwas gar nicht	☐ ☐ ☐ ☐	
2.	Wie sehr haben Sie sich in der letzten Woche wegen Ihrer Haut **geschämt** oder **verunsichert** gefühlt?	sehr stark stark etwas gar nicht	☐ ☐ ☐ ☐	
3.	Wie sehr hat Ihr Hautzustand Sie in der letzten Woche beim **Einkaufen** oder bei der **Haus- und Gartenarbeit** gestört?	sehr stark stark etwas gar nicht	☐ ☐ ☐ ☐	entfällt ☐
4.	Wie stark hat Ihre Haut in der letzten Woche die **Auswahl Ihrer Kleidung** beeinflusst?	sehr stark stark etwas gar nicht	☐ ☐ ☐ ☐	entfällt ☐
5.	Wie stark hat Ihre Haut in der letzten Woche Ihre **sozialen Kontakte** oder **Freizeitaktivitäten** beeinflusst?	sehr stark stark etwas gar nicht	☐ ☐ ☐ ☐	entfällt ☐
6.	Wie sehr hat Ihre Haut Ihnen in der letzten Woche die Ausübung von **Sport** erschwert?	sehr stark stark etwas gar nicht	☐ ☐ ☐ ☐	entfällt ☐
7.	Hat Ihre Haut Sie in der letzten Woche davon abgehalten zu **arbeiten** oder zu **studieren**?	ja nein	☐ ☐	entfällt ☐
	Wenn "nein", wie stark hat Ihre Haut Sie in der letzten Woche beim **Arbeiten** oder **Studieren** gestört?	sehr etwas gar nicht	☐ ☐ ☐	
8.	Wie sehr hatten Sie wegen Ihrer Haut in der letzten Woche Probleme mit Ihrem **Partner**, **engen Freunden** oder **Verwandten**?	sehr stark stark etwas gar nicht	☐ ☐ ☐ ☐	entfällt ☐
9.	Wie sehr hat Ihnen Ihre Haut in der letzten Woche **Probleme im Liebesleben** bereitet?	sehr stark stark etwas gar nicht	☐ ☐ ☐ ☐	entfällt ☐
10.	Inwieweit war die Behandlung Ihrer Haut in der letzten Woche ein Problem, z.B. durch **Verunreinigung** von Wäsche und Gegenständen oder durch den **Zeitaufwand**?	sehr stark stark etwas gar nicht	☐ ☐ ☐ ☐	entfällt ☐

Für jede Antwort werden 0 (für „gar nicht" bzw. „nein") bis 3 (für „sehr (stark)" bzw. „ja") Punkte vergeben, so dass insgesamt maximal 30 Punkte, entsprechend einer maximal beeinträchtigten Lebensqualität, erreicht werden können. Bei einem DLQI ≥10 liegt eine mittelschwere bis schwere Beeinträchtigung durch die Hauterkrankung vor (Mrowietz, Kragballe et al. 2010).

3.5.3.3 Patient Benefit Index (PBI)

Der „Patient Benefit Index" gibt Auskunft darüber, welche Erwartungen jeder einzelne Patient an seine Psoriasis-Therapie hatte und in welchem Maß diese durch die nachfolgende Behandlung erfüllt wurden und dient somit ebenfalls der Ermittlung des patientenseitigen Nutzens der Therapie. Der PBI wird aus dem vor der (neuen) Behandlung dokumentierten „Patient Needs Questionnaire" (PNQ; Visite 1) und dem während oder nach dieser Behandlung erhobenen „Patient Benefit Questionnaire" (PBQ; Visite 2) errechnet, die jeweils aus den gleichen 25 Items bestehen. Für jede Antwort werden 0 („gar nicht") bis 4 („sehr") Punkte vergeben. Aus dem Verhältnis von „Patient Needs" zu „Patient Benefit" wird ein Gesamtnutzenwert berechnet. Der PBI kann wiederum Werte von 0 bis 4 aufweisen. Ein PBI von 4 ist erreicht, wenn alle Fragen des PNQ mit „sehr wichtig" und die dazugehörigen Items des PBQ mit „sehr geholfen" beantwortet wurden.

Patient Needs Questionnaire (PNQ) :

Wie wichtig ist es für Sie,...	gar nicht	etwas	mäßig	ziemlich	sehr	betrifft mich nicht
1 ...schmerzfrei zu sein	☐	☐	☐	☐	☐	☐
2 ...keinen Juckreiz mehr zu empfinden	☐	☐	☐	☐	☐	☐
3 ...kein Brennen an der Haut mehr zu haben	☐	☐	☐	☐	☐	☐
4 ...von allen Hautveränderungen geheilt zu sein	☐	☐	☐	☐	☐	☐
5 ...besser schlafen zu können	☐	☐	☐	☐	☐	☐
6 ...weniger niedergeschlagen zu sein	☐	☐	☐	☐	☐	☐
7 ...an Lebensfreude zu gewinnen	☐	☐	☐	☐	☐	☐
8 ...keine Furcht vor einem Fortschreiten der Krankheit zu haben	☐	☐	☐	☐	☐	☐
9 ...ein normales Alltagsleben führen zu können	☐	☐	☐	☐	☐	☐
10 ...im Alltag leistungsfähiger zu sein	☐	☐	☐	☐	☐	☐
11 ...Ihre Angehörigen und Freunde weniger zu belasten	☐	☐	☐	☐	☐	☐
12 ...normalen Freizeitaktivitäten nachgehen zu können	☐	☐	☐	☐	☐	☐
13 ...ein normales Berufsleben führen zu können	☐	☐	☐	☐	☐	☐
14 ...mehr Kontakte mit anderen Menschen haben zu können	☐	☐	☐	☐	☐	☐
15 ...sich mehr zeigen zu mögen	☐	☐	☐	☐	☐	☐
16 ...in der Partnerschaft weniger belastet zu sein	☐	☐	☐	☐	☐	☐
17 ...ein normales Sexualleben führen zu können	☐	☐	☐	☐	☐	☐
18 ...weniger auf Arzt- und Klinkbesuche angewiesen zu sein	☐	☐	☐	☐	☐	☐
19 ...weniger Zeitaufwand mit der täglichen Behandlung zu haben	☐	☐	☐	☐	☐	☐
20 ...weniger eigene Behandlungskosten zu haben	☐	☐	☐	☐	☐	☐
21 ...weniger Nebenwirkungen zu haben	☐	☐	☐	☐	☐	☐
22 ...eine klare Diagnose und Therapie zu finden	☐	☐	☐	☐	☐	☐
23 ...Vertrauen in die Therapie zu haben	☐	☐	☐	☐	☐	☐
24 ...eine schnellere Verbesserung an der Haut zu erfahren	☐	☐	☐	☐	☐	☐
25 ...die Kontrolle über Ihre Erkrankung zurück zu gewinnen	☐	☐	☐	☐	☐	☐

Patient Benefit Questionnaire (PBQ) :

	Die aktuelle Behandlung hat mir geholfen, ...	gar nicht	etwas	mäßig	ziemlich	sehr	betraf mich nicht
1	...schmerzfrei zu sein	☐	☐	☐	☐	☐	☐
2	...keinen Juckreiz mehr zu empfinden	☐	☐	☐	☐	☐	☐
3	...kein Brennen an der Haut mehr zu haben	☐	☐	☐	☐	☐	☐
4	...von allen Hautveränderungen geheilt zu sein	☐	☐	☐	☐	☐	☐
5	...besser schlafen zu können	☐	☐	☐	☐	☐	☐
6	...weniger niedergeschlagen zu sein	☐	☐	☐	☐	☐	☐
7	...an Lebensfreude zu gewinnen	☐	☐	☐	☐	☐	☐
8	...keine Furcht vor einem Fortschreiten der Krankheit zu haben	☐	☐	☐	☐	☐	☐
9	...ein normales Alltagsleben führen zu können	☐	☐	☐	☐	☐	☐
10	...im Alltag leistungsfähiger zu sein	☐	☐	☐	☐	☐	☐
11	...meine Angehörigen und Freunde weniger zu belasten	☐	☐	☐	☐	☐	☐
12	...normalen Freizeitaktivitäten nachgehen zu können	☐	☐	☐	☐	☐	☐
13	...ein normales Berufsleben führen zu können	☐	☐	☐	☐	☐	☐
14	...mehr Kontakte mit anderen Menschen haben zu können	☐	☐	☐	☐	☐	☐
15	...mich mehr zeigen zu mögen	☐	☐	☐	☐	☐	☐
16	...in der Partnerschaft weniger belastet zu sein	☐	☐	☐	☐	☐	☐
17	...ein normales Sexualleben führen zu können	☐	☐	☐	☐	☐	☐
18	...weniger auf Arzt- und Klinkbesuche angewiesen zu sein	☐	☐	☐	☐	☐	☐
19	...weniger Zeitaufwand mit der täglichen Behandlung zu haben	☐	☐	☐	☐	☐	☐
20	...weniger eigene Behandlungskosten zu haben	☐	☐	☐	☐	☐	☐
21	...weniger Nebenwirkungen zu haben	☐	☐	☐	☐	☐	☐
22	...eine klare Diagnose und Therapie zu finden	☐	☐	☐	☐	☐	☐
23	...Vertrauen in die Therapie zu haben	☐	☐	☐	☐	☐	☐
24	...eine schnellere Verbesserung an der Haut zu erfahren	☐	☐	☐	☐	☐	☐
25	...die Kontrolle über meine Erkrankung zurück zu gewinnen	☐	☐	☐	☐	☐	☐

3.5.3.4 Belastung durch die Therapie und Patientenzufriedenheit

Mit Hilfe der folgenden Fragen wurden die Patienten gebeten, sich über die Belastung durch ihre letzte Psoriasis-Therapie (Fragen 1 bis 4) und ihre Zufriedenheit mit der Behandlung zu äußern, über die sie zuvor Auskunft gegeben hatten:

Wie haben Sie die eben genannte Behandlung erlebt?	trifft gar nicht zu	trifft kaum zu	trifft mittelmäßig zu	trifft ziemlich zu	trifft vollständig zu
Die Behandlung stellte für mich eine Belastung dar	☐	☐	☐	☐	☐
Die Behandlung war für mich mit großem Zeitaufwand verbunden	☐	☐	☐	☐	☐
Bei der Behandlung benötige ich fremde Hilfe	☐	☐	☐	☐	☐
	keine Zeit	unter 10 min	10 - 30 min	31 - 60 min	über 60 min
Für die Behandlung benötigte ich täglich insgesamt	☐	☐	☐	☐	☐

Wie zufrieden waren Sie insgesamt mit der letzten Behandlung Ihrer Psoriasis?
☐ sehr zufrieden
☐ mäßig zufrieden
☐ eher nicht zufrieden
☐ sehr unzufrieden

Bei der zweiten Visite wurden diese Fragen, nun bezogen auf die aktuelle Therapie, wiederholt.

Zur Einschätzung ihrer Zufriedenheit mit der Behandlung wurden die Patienten darüber hinaus am Ende der 2. Visite um eine Bewertung der aktuellen Therapie gebeten:

Haben sich Ihre Erwartungen an die Behandlung erfüllt?
☐ komplett erfüllt
☐ überwiegend
☐ etwas
☐ gar nicht.

Genügt Ihnen in der Behandlung der Schuppenflechte der bis heute erreichte Zustand der Haut?
☐ vollkommen
☐ überwiegend
☐ eher nicht
☐ gar nicht.

Haben Sie durch die Behandlung Nebenwirkungen erfahren?
☐ sehr stark
☐ deutlich
☐ etwas
☐ gar nicht.

Würden Sie die Therapie wieder machen?
☐ ja, auf jeden Fall
☐ eher ja
☐ eher nicht
☐ auf keinen Fall.

3.5.3.5 Compliance der Patienten

Bei Visite 1 wurde die Compliance im Hinblick auf die vergangene und bei Visite 2 auf die aktuelle Therapie ermittelt. Im Fall von Non-Compliance wurden detailliertere Fragen zu den Gründen der Patienten hierfür gestellt:

Haben Sie die aktuelle Behandlung so durchgeführt, wie es vorgesehen war?
☐ ja, immer
☐ meistens
☐ unregelmäßig
☐ überwiegend nicht
☐ nein, gar nicht.

Wenn Sie die aktuelle Behandlung nicht immer so durchgeführt haben wie vorgesehen, was waren die Gründe dafür?	trifft gar nicht zu	trifft kaum zu	trifft ziemlich zu	trifft absolut zu
Behandlung war zu zeitaufwändig	☐	☐	☐	☐
Die Schuppenflechte hat mich wenig beeinträchtigt	☐	☐	☐	☐
Keine Hoffnung auf Besserung durch die Behandlung	☐	☐	☐	☐
Keine Mitsprachemöglichkeit bei der Auswahl der Behandlung	☐	☐	☐	☐
Ungenügende Information über die Behandlung und ihre Risiken	☐	☐	☐	☐
Angst vor Nebenwirkungen	☐	☐	☐	☐
Auftretende Nebenwirkungen	☐	☐	☐	☐

Losgelöst von der real durchgeführten Psoriasis-Behandlung wurden zudem bei der ersten Visite mit Hilfe des „Medication Adherence Report Scale" Auskünfte über Hintergründe und Art eventueller Non-Compliance bzw. Non-Anherence eingeholt:

MARS – D (Medication Adherence Report Scale – D)

Viele Leute nehmen ihre Medikamente so ein bzw. wenden sie so an, wie sie am besten damit zurechtkommen. Dies weicht vielleicht von dem ab, was der Arzt ihnen gesagt hat oder von dem, was im Beipackzettel steht. Wir möchten gerne von Ihnen erfahren, wie Sie selbst Ihre Medikamente einnehmen / anwenden.
Hier finden Sie Aussagen anderer Leute zur Medikamenteneinnahme bzw. -anwendung.
Bitte kreuzen Sie zu jeder Aussage das Kästchen an, das bei Ihnen am ehesten zutrifft.

Ihre eigene Art, Medikamente einzunehmen / anzuwenden:	immer	oft	manchmal	selten	nie
...Ich vergesse sie einzunehmen / anzuwenden	☐	☐	☐	☐	☐
...Ich verändere die Dosis	☐	☐	☐	☐	☐
...Ich setze sie eine Weile lang aus	☐	☐	☐	☐	☐
...Ich lasse bewusst eine Dosis aus	☐	☐	☐	☐	☐
...Ich nehme weniger ein / wende weniger an als verordnet	☐	☐	☐	☐	☐

© Rob Horne. MARS-D Übersetzung durch die Abteilung Allgemeinmedizin und Versorgungsforschung und Abteilung Innere Medizin VI, Klinische Pharmakologie und Pharmakoepidemiologie des Universitätsklinikums Heidelberg.

3.5.3.6 Informationsbedarf und Mitbestimmungsmöglichkeiten als potenzielle Einflussfaktoren auf die Compliance

Wie groß der Informationsbedarf der Patienten ist und wie dieser gedeckt wird, wurde mit den folgenden Fragen ermittelt. Darüber hinaus wurde erfragt, wie groß das Bedürfnis der Betroffenen ist, aktiv an der Entscheidung für die Therapie mitzuwirken, wie sie die Möglichkeiten dazu beurteilen und ob es Auswirkungen auf die Compliance hätte, wenn sie über die Therapie mitbestimmen dürften.

Fragen bei Visite 1:

Wie wichtig ist es für Sie, über die Behandlung, die Sie bekommen, informiert zu sein?
- ☐ sehr wichtig
- ☐ wichtig
- ☐ eher unwichtig
- ☐ unwichtig.

	Woher beziehen Sie Informationen zur Psoriasis?	nie	selten	gelegentlich	oft	immer
1	Arzt	☐	☐	☐	☐	☐
2	Apotheke	☐	☐	☐	☐	☐
3	Internet	☐	☐	☐	☐	☐
4	Zeitschriften, Bücher	☐	☐	☐	☐	☐
5	Selbsthilfegruppen, Selbsthilfeverbände	☐	☐	☐	☐	☐
6	Bekannte und Verwandte	☐	☐	☐	☐	☐
7	Funk und Fernsehen	☐	☐	☐	☐	☐
8	Sonstige (bitte angeben): _____	☐	☐	☐	☐	☐

Wenn Sie in letzter Zeit wegen Ihrer Schuppenflechte in ärztlicher Behandlung waren:
Wie gut fühlten Sie sich von Ihrem Arzt über die letzte Behandlung informiert?
- ☐ sehr gut
- ☐ gut
- ☐ weniger gut
- ☐ schlecht
- ☐ entfällt (in letzter Zeit keine ärztliche Behandlung).

Wie wichtig ist es für Sie, in die Auswahl der Behandlung mit einbezogen zu werden?
- ☐ sehr wichtig
- ☐ wichtig
- ☐ eher unwichtig
- ☐ unwichtig.

Hätte es Einfluss auf Ihre Therapietreue, wenn Sie sich umfassend
über die Behandlungsmöglichkeiten informiert fühlen würden?   ja ☐   nein ☐

Hätte es Einfluss auf Ihre Therapietreue, wenn Sie das Arzneimittel
mit auswählen würden?   ja ☐   nein ☐

Fragen bei Visite 2:

Wie gut fühlten Sie sich von Ihrem Arzt über die aktuelle Behandlung informiert?
☐ sehr gut
☐ gut
☐ weniger gut
☐ schlecht

Hatten Sie sich umfassendere Informationen über die
aktuelle Behandlung gewünscht?   ja ☐   nein ☐

Wie gut fühlten Sie sich in die Auswahl der Behandlung mit einbezogen?
☐ sehr gut
☐ gut
☐ weniger gut
☐ gar nicht

Hatten Sie sich gewünscht, in die Auswahl des Arzneimittels
mehr einbezogen zu werden?   ja ☐   nein ☐

3.5.3.7 Patientenpräferenzen hinsichtlich einer (imaginären) Systemtherapie der Psoriasis vulgaris

3.5.3.7.1 Bevorzugte Darreichungsformen / Applikationsweisen

Ob peroral oder parenteral zu verabreichende Systemtherapeutika bevorzugt werden, wurde mit den nachfolgenden Fragen eruiert. Zudem sollte herausgefunden werden, ob sich die Präferenzen in Abhängigkeit von der notwendigen Häufigkeit der Applikation verschieben oder in Abhängigkeit davon, ob Spritzen zu Hause selbst oder in einer Klinik / Praxis appliziert werden:

Wenn Sie über längere Zeit regelmäßig ein Arzneimittel anwenden müssen,
wie angenehm sind Ihnen die folgenden, zum Einnehmen (Schlucken / Lutschen / Trinken)
bestimmten Arzneiformen?

	sehr angenehm	angenehm	einigermaßen angenehm	eher un-angenehm	absolut un-angenehm
	☺ --------------------------		☺ --------------------------		☹
Tabletten / Filmtabletten	☐	☐	☐	☐	☐
Dragees	☐	☐	☐	☐	☐
Kapseln	☐	☐	☐	☐	☐
Tropfen / Säfte	☐	☐	☐	☐	☐
Lutsch- / Kautabletten	☐	☐	☐	☐	☐
Brausetabletten	☐	☐	☐	☐	☐

Wie wichtig ist Ihnen bei längerfristiger Behandlung,...

	sehr wichtig	wichtig	eher unwichtig	unwichtig
dass die Einnahme des Arzneimittels angenehm ist	☐	☐	☐	☐
Geruch / Geschmack des Arzneimittels	☐	☐	☐	☐
wenig / selten an die Einnahme denken zu müssen	☐	☐	☐	☐

Wie angenehm sind / wären Ihnen die folgenden Präparate, die durch die Haut eingebracht
werden („Injektionen"):

	sehr angenehm	angenehm	einigermaßen angenehm	eher un-angenehm	absolut un-angenehm
	☺ --------------------------		☺ --------------------------		☹
Spritze	☐	☐	☐	☐	☐
Injektions-„Pen"	☐	☐	☐	☐	☐
Gerät zur nadelfreien Injektion (mit Druckluft)	☐	☐	☐	☐	☐

Sind die folgenden Aussagen im Zusammenhang mit Spritzen für Sie zutreffend?

	ja	nein
Spritzen („Nadeln") sind mir grundsätzlich unsympathisch	☐	☐
Regelmäßige Arztbesuche für die Injektionen sind / wären für mich belastend	☐	☐
Es ist / wäre wichtig für mich, die Spritze selbst anwenden zu können	☐	☐

Wie angenehm sind / wären Ihnen folgende Arzneimittel, aus denen der Wirkstoff über einen bestimmten Zeitraum abgegeben wird:

	sehr angenehm	angenehm	einigermaßen angenehm	eher unangenehm	absolut unangenehm
	☺ ---------------------------- ☻ ---------------------------- ☹				
Wirkstoff-Pflaster	☐	☐	☐	☐	☐
kleine Implantate (unter die Haut gepflanzt)	☐	☐	☐	☐	☐

Bevorzugen Sie grundsätzlich die Einnahme ("Schlucken") von Arzneimitteln oder die Anwendung von Spritzen?

Einnahme ☐   Spritze ☐   ist mir egal ☐

Wofür würden Sie sich entscheiden? Die Kalender sollen die Anwendungshäufigkeit veranschaulichen. Bitte machen Sie in jeder Zeile 1 Kreuz

Einnahme		Fertigspritze zur eigenen Anwendung	
☐ 1 x wöchentlich	[Mo–So Kalender]	oder ☐ 1 x wöchentlich	[Mo–So Kalender]
☐ 1 x täglich	[Mo–So Kalender]	oder ☐ 1 x wöchentlich	[Mo–So Kalender]
☐ 1 x täglich	[Mo–So Kalender]	oder ☐ 1 x monatlich	[Mo–So Kalender]
☐ 3 x täglich	[Mo–So Kalender]	oder ☐ 1 x wöchentlich	[Mo–So Kalender]

Einnahme		Spritze zur Anwendung in der Praxis / Klinik	
☐ 1 x täglich	[Mo–So Kalender]	oder ☐ 1 x wöchentlich	[Mo–So Kalender]
☐ 1 x täglich	[Mo–So Kalender]	oder ☐ 1 x monatlich	[Mo–So Kalender]

3.5.3.7.2 Patientenpräferenzen vor dem Hintergrund einer Nutzen-Risiko-Abwägung

Mit den folgenden Fragen wurde ermittelt, ob die Patienten für eine schnelle und starke Wirksamkeit Unannehmlichkeiten oder Arzneimittelrisiken in Kauf nehmen würden:

Was ist Ihnen bei der langfristigen Einnahme eines Arzneimittels besonders wichtig?
Bitte bewerten Sie die Aussagen nach ihrer Wichtigkeit von 1 (höchste Wichtigkeit für Sie) bis 4 (geringere Wichtigkeit). Bitte machen Sie in jeder Spalte nur ein Kreuz.

	Wichtigkeit			
	hoch	eher hoch	eher gering	gering
Schnelle und gute Wirksamkeit				
Lang anhaltende Wirksamkeit (seltenere Krankheitsschübe)				
Wenig Nebenwirkungen				
Gute Verträglichkeit bei Langzeit-Anwendung (keine Spätschäden)				

Würden Sie bei einer Behandlung für die Vorteile (linke Spalte) die aufgeführten Nachteile (rechte Spalte) in Kauf nehmen?

Vorteil	Nachteil	Nachteile würden in Kauf genommen werden	
		ja	nein
Schnelle und starke Wirksamkeit	Nebenwirkungsrisiko	☐	☐
Gut verträgliches Arzneimittel	verzögerte Wirksamkeit	☐	☐
Gut verträgliches Arzneimittel	geringere Wirksamkeit	☐	☐
Gute Wirksamkeit und Verträglichkeit	komplizierte, zeitaufwändige Anwendung	☐	☐
Vielversprechendes, neues Arzneimittel	Langzeitverträglichkeit unbekannt	☐	☐

3.6 STATISTISCHE / BIOMETRISCHE AUSWERTUNG

Die Auswertung erfolgte analog bisheriger Studien des CVderm auf der Grundlage der institutseigenen SOPs mit SPSS Version 19.0 sowie 20.0 für Windows.

Die Daten der Prüfbögen wurden in Excel-Tabellen eingegeben und zwecks statistischer Auswertung in das Auswertungsprogramm SPSS transferiert. Zunächst wurden die in der Studie erhobenen Daten unter Berechnung von statistischen Standardwerten wie absoluten bzw. prozentualen Häufigkeiten (kategoriale Variablen), Mittelwert / Median als Kennwerte der Lage sowie

Standardabweichung, Minimum und Maximum als Streuungs-Kennwerte (stetige Variablen) deskriptiv ausgewertet.

Ziel der anschließenden analytischen Auswertung war die Klärung der Frage nach eventuellen Zusammenhängen zwischen den demografischen und klinischen Daten der Patienten und den Zielparametern wie Patientenzufriedenheit und Compliance, den Patientenpräferenzen oder ihrer Nutzen-Risiko-Bewertung. Zur Analyse des Zusammenhangs zweier Variablen wurden in Abhängigkeit vom Messniveau die folgenden Tests durchgeführt:

Zur Prüfung der Abhängigkeit von

	Test
- zwei kategorialen Variablen	Kreuztabellen mit Prüfung der statistischen Signifikanz mittels Chi²-Test oder (sofern die erwartete Häufigkeit in mindestens 20 % der Zellen unter 5 liegt, bei stark unterschiedlicher Besetzung der Gruppen oder wenn einzelne Gruppen weniger als 5 Fälle aufweisen) exaktem Test nach Fischer**
- zwei stetigen Variablen*	Korrelationstest (Test auf linearen Zusammenhang) nach Pearson
- zwei stetigen oder mindestens ordinalen Variablen	Korrelationstest (Test auf monotonen Zusammenhang, Rangkorrelation) nach Spearman
- einer nominalen Variable mit zwei Ausprägungen (entspr. 2 Gruppen) und einer stetigen (abhängigen) Variable*	t-Test
- einer nominalen Variable mit mehr als zwei Ausprägungen und einer stetigen (abhängigen) Variable*	Varianzanalyse
- einer (abhängigen) nominalen Variable und einer stetigen Variable	Logistische Regression

*Voraussetzung für die Berechnung: Normalverteilung der stetigen Variable(n). Im Fall einer schiefen Verteilung wurde zuvor eine Transformation (z.B. Logarithmierung) der Variable vorgenommen.

**Bei manchen Signifikanzberechnungen reichte für die (nach den genannten Voraussetzungen erforderliche) Errechnung des exakten Tests nach Fischer der Arbeitsspeicher nicht aus. In diesen Fällen musste auf den Chi²-Test zurückgegriffen werden, der erfahrungsgemäß ähnliche Werte liefert. Die Anmerkungen „Chi²-Test" in den Ergebnissen weisen darauf hin, dass der jeweilige p-Wert nicht mittels exaktem Test nach Fischer errechnet wurde.

4 ERGEBNISSE

4.1 STICHPROBENBESCHREIBUNG

4.1.1 Patienten-Kollektiv

In die Befragungsstudie PsoComp wurden 218 erwachsene Patienten mit Psoriasis vulgaris eingeschlossen. Von 202 dieser Patienten liegen auch vollständig ausgefüllte Fragebögen der Visite 2 vor, 16 Patienten konnten nicht erneut befragt werden.

Der Zeitabstand zwischen Visite 1 und 2 ließ sich für die 182 der 202 Patienten errechnen, bei denen das Erhebungsdatum beider Visiten auf den Fragebögen vermerkt war. Der Abstand zwischen den Visiten betrug bei diesen 182 Patienten 42,7 Tage (Mittelwert) bzw. 28,0 Tage (Median) mit einer Standardabweichung von 43,2, einem Minimum von 7 Tagen und einem Maximum von 321 Tagen. Laut Studienprotokoll sollte die zweite Visite im Abstand von 3 bis 12 Wochen nach Visite 1 erfolgen. Da der Erhebungsabstand jedoch für die entscheidenden Fragestellungen insbesondere zu den Patientenpräferenzen von untergeordneter Bedeutung ist, wurden die Daten aller 218 (Visite 1) bzw. 202 Patienten (Visite 2) ausgewertet.

4.1.2 Studienzentren

Die 218 Patienten wurden in 8 auf ganz Deutschland verteilten Zentren rekrutiert. Die eingeschlossenen Patienten verteilten sich folgendermaßen auf die Studienzentren (Tabelle 7):

	Gesamt		männlich		weiblich	
	Anzahl	%	Anzahl	%	Anzahl	%
Bad Bentheim, Klinik	40	18,3	30	22,7	10	11,6
Charité Berlin	16	7,3	6	4,5	10	11,6
Frankfurt, Uniklinik	8	3,7	4	3,0	4	4,7
Hersbruck, Klinik	49	22,5	33	25,0	16	18,6
Kiel, Uniklinik	9	4,1	5	3,8	4	4,7
Sylt, Nordseeklinik	15	6,9	7	5,3	8	9,3
Tibarg (HH), Praxis	7	3,2	2	1,5	5	5,8
UKE Hamburg	74	33,9	45	34,1	29	33,7
Summe:	218	100	132	100,0	86	100,0

Tabelle 7: Aufteilung der eingeschlossenen Patienten auf die Studienzentren

4.1.3 Ein- und Ausschlusskriterien

Einschlusskriterien für die Studie waren
- ein Mindestalter von 18 Jahren
- eine klinisch eindeutige Psoriasis vulgaris
- ein PASI ≥ 5 oder eine therapiebedürftige Nagelpsoriasis
- das Vorliegen einer vom Patienten unterzeichneten Einverständniserklärung sowie
- der Beginn einer neuen Behandlungsphase.

Ausschlusskriterien waren
- das alleinige Vorliegen einer Psoriasis inversa oder einer Psoriasis pustulosa und
- fehlendes geistiges, körperliches oder sprachliches Vermögen zur Teilnahme an einer Fragebogen-Erhebung.

Bei den 218 Patienten, deren Daten in die Auswertung eingegangen sind, trafen alle Einschlusskriterien und keins der Ausschlusskriterien zu.

4.1.4 Soziodemografische Daten der Patienten

4.1.4.1 Alter, Gewicht, BMI

Die 86 Frauen und 132 Männer weisen ein Durchschnittsalter von 46,8 Jahren und einen durchschnittlichen Body-Mass-Index von 28,7 auf. Die Streuung der erhobenen Daten zu Alter, Gewicht und BMI inklusive der Differenzierung nach Geschlecht der Patienten zeigt Tabelle 8.

	Alter			Gewicht			BMI		
	Gesamt	m	w	Gesamt	m	w	Gesamt	m	w
n	202	124	78	213	128	85	212	128	84
Mittelwert	46,8	46,7	46,8	86,9	92,7	78,2	28,7	29,0	28,3
Standardabweichung	13,6	13,0	14,7	20,0	17,9	19,9	5,9	5,2	7,0
Minimum	19	22	19	48	56	48	17,4	18,7	17,4
Maximum	79	77	79	190	190	130	55,5	55,5	48,4

Tabelle 8: Alter, Gewicht und BMI der Patienten

Der Body-Mass-Index der Studienpatienten war etwas höher als der durchschnittliche BMI der deutschen Erwachsenen. Dieser lag im Jahr 2009 bei 25,7, wobei er unter den Männern einen Durchschnittswert von 26,3 und unter den Frauen einen Wert von 24,9 aufwies (www.bge-bund.de 2012).

4.1.4.2 Schulabschluss

Den jeweils höchsten Schulabschluss der Studienpatienten zeigt die Abbildung 1. Das Schulbildungsniveau der Patienten entsprach damit in etwa dem bundesdeutschen Durchschnitt: gemäß Angaben des Statistischen Bundesamtes hatten im Jahr 2010 25,8% der Deutschen die Fachhochschul- oder Hochschulreife, 7,1% den Abschluss der polytechnischen Oberschule, 21,7% einen Realschulabschluss, 37,0% einen Hauptschulabschluss und 4,1% keinen Schulabschluss (www.destatis.de 2012).

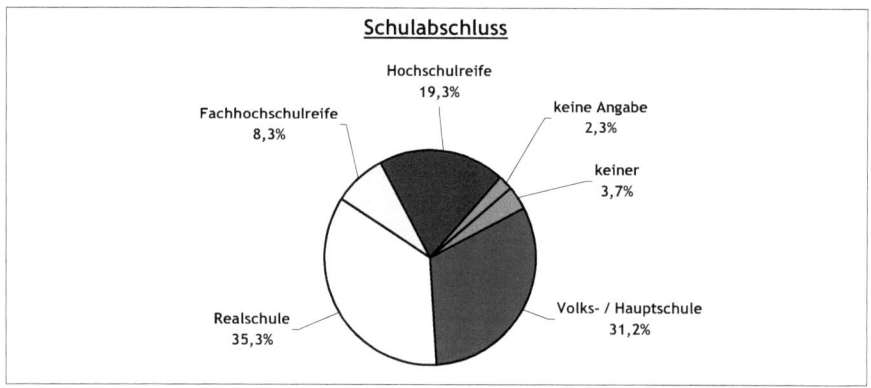

Abbildung 1: Höchster Schulabschluss der Patienten (n=218)

4.1.4.3 Berufstätigkeit und aktuelle Tätigkeit der Patienten

146 der eingeschlossenen Patienten (67,0%) waren zum Zeitpunkt der ersten Visite berufstätig. Die aktuelle Tätigkeit der Patienten bei Einschluss in die Studie ist der Abbildung 2 zu entnehmen.

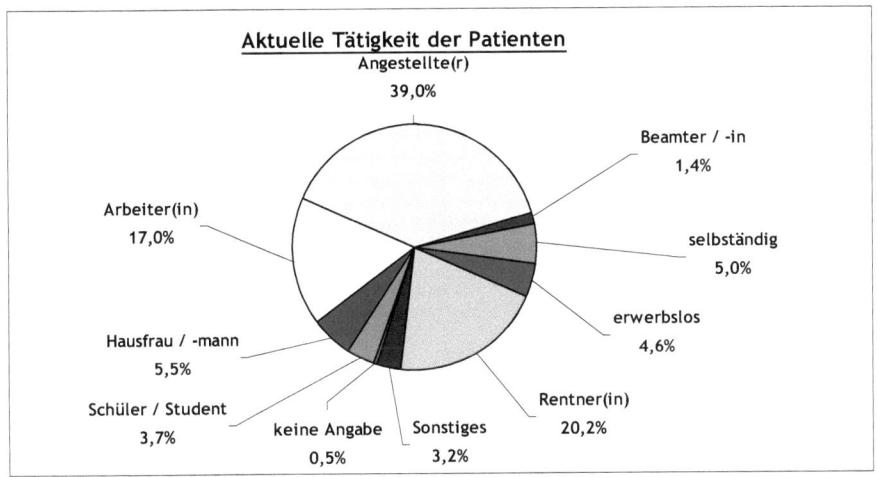

Abbildung 2: Tätigkeit der Patienten bei Einschluss in die Studie (n=218)

4.1.4.4 Familienstand

53,2% der 218 befragten Patienten waren verheiratet, 12,8% geschieden, 31,2% ledig und 2,8% verwitwet.

4.1.4.5 Krankenversicherung

Von den Studienpatienten gaben 82,6% an, ausschließlich gesetzlich versichert zu sein, 10,6% gesetzlich mit einer privaten Zusatzversicherung, 2,8% waren privat und 2,8% anders versichert. Damit unterscheidet sich das Patientenkollektiv dieser Studie von der deutschen Gesamtbevölkerung, unter der im Jahr 2006 10,3% privat versichert, 85,4% gesetzlich und 4,0% anders versichert waren (www.bpb.de 2012).

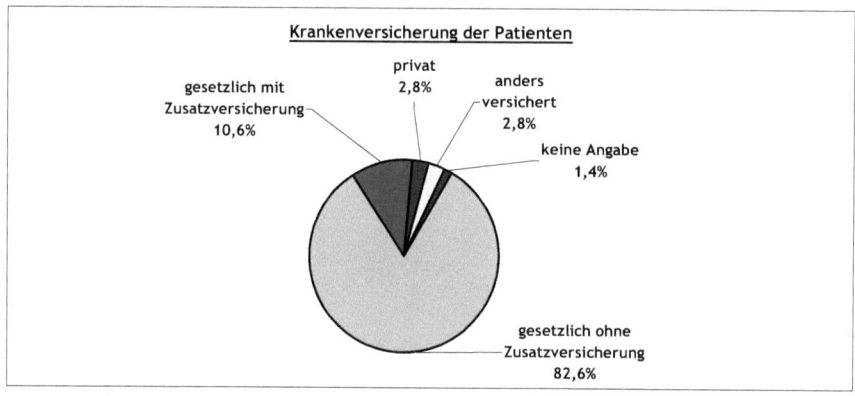

Abbildung 3: Krankenversicherung der Patienten (n=218)

4.1.4.6 Arbeitsunfähigkeit

30 Patienten waren bei Einschluss in die Studie aufgrund ihrer Psoriasis arbeitsunfähig, 152 waren arbeitsfähig und von 36 Patienten liegen keine Antworten vor. In den vorangegangenen 12 Monaten waren die 189 Studienpatienten, die auf diese Fragen geantwortet hatten, im Durchschnitt an 5,9 Tagen (Mittelwert; Standardabweichung: 28,7, Minimum: 0 Tage, Maximum: 364 Tage) wegen ihrer Schuppenflechte nicht arbeitsfähig gewesen.

4.1.5 Anamnestische und klinische Daten

4.1.5.1 Art der Psoriasis

Je nach Art und Lokalisation der auftretenden Läsionen lässt sich die Psoriasis vulgaris in verschiedene Typen unterteilen. In Tabelle 9 ist aufgeführt, wie häufig von den Prüfärzten die unterschiedlichen Psoriasis-Typen diagnostiziert wurden und bei wie vielen Patienten eine Psoriasis-Arthritis vorlag.

	Anzahl	% von n=218	gültige %
Chronisch-stationärer Typ	189	86,7	91,3
Kleinfleckiger Typ	95	43,6	49,7
Psoriasis erythrodermatica	8	3,7	4,4
Psoriasis-Arthritis	47	21,6	25,8
Psoriasis inversa	26	11,9	12,8
Psoriasis pustulosa	4	1,8	2

Tabelle 9: Psoriasis-Arten der rekrutierten Patienten

4.1.5.2 Nagelpsoriasis

Bei 129 Patienten (59,2%) waren die Nägel von der Psoriasis betroffen, bei 80 Patienten gab es keine krankheitsbedingten Nagelveränderungen und 9 Patienten machten zu dieser Frage keine Angabe.

4.1.5.3 Psoriasis-Arthritis

Der Fragebogen für die Dermatologen sah die systematische Abklärung des eventuellen Vorliegens einer Psoriasis-Arthritis vor, sofern die Patienten unter Gelenkbeschwerden litten. Im Anschluss an die Fragen und Maßnahmen zur Diagnosestellung schätzten die Dermatologen das Vorliegen einer PsA als „wahrscheinlich", „unklar" oder „kann ausgeschlossen werden" ein. In der folgenden Kreuztabelle sind die Ergebnisse der unter „Klinische Angaben" zum Vorliegen einer Psoriasis-Arthritis und den nach der detaillierten Symptomabklärung gemachten Aussagen gegenüber gestellt. Es zeigt sich eine überwiegende Übereinstimmung der jeweiligen Antworten zur Diagnose Psoriasis-Arthritis.

[Anzahl Patienten]	Vorliegen PsA („Klinische Angaben")		
Einschätzung PsA (systematische Abklärung)	nein	ja	gesamt
wahrscheinlich	5	42	47
unklar	24	2	26
ausgeschlossen	56	1	57
gesamt	85	45	130

rot: keine Übereinstimmung der Aussagen; n=130; Signifikanz (2-seitig): p=,000
Tabelle 10: Diagnosestellung PsA im Vergleich

4.1.5.4 Krankheitsdauer, PASI und GCA, DLQI und Gesundheitsskala

Die Patienten waren bei Einschluss in die Studie durchschnittlich 18,5 Jahre an ihrer Psoriasis erkrankt. Der PASI lag bei Visite 1 im Durchschnitt bei 13,9 und der Global Clinical Assessment-Score (GCA) bei 2,5. Der Dermatologische Lebensqualitäts-Index wies bei Visite 1 einen durchschnittlichen Wert von 11,0 und die Gesundheitsskala einen Durchschnittswert von 53,6 auf. Einzelheiten sind der Tabelle 11 zu entnehmen.

	Erkrankungs-dauer [Jahre]	PASI t1	GCA t1	DLQI t1	GSK t1
n	200	218	215	218	213
Mittelwert	18,5	13,9	2,5	11,0	53,6
Standardabweichung	13,1	9,5	0,7	6,5	22,5
Minimum	0	1,2	0,5	0,0	0,0
Maximum	60	49,2	4,0	29,0	100,0

Tabelle 11: Erkrankungsdauer, PASI, GCA, DLQI, Gesundheitsskala

4.1.5.5 Arzt- und patientendefinierte Krankheitsschwere zu t1 und t2

Sowohl laut Einschätzung der Ärzte als auch der Patienten verringerte sich die Schwere der Psoriasis von Visite 1 zu Visite 2 deutlich. Tabelle 12 zeigt die Entwicklung von PASI und GCA (Beurteilung durch den Arzt) sowie von DLQI und Gesundheitsskala (Beurteilung durch den Patienten) mit den dazugehörigen Streuungswerten. In Tabelle 13 ist die jeweilige Differenz der Werte inklusive der prozentualen Veränderung von Visite 1 zu Visite 2 dargestellt, erweitert um die Patientenzufriedenheit (siehe hierzu auch Punkt 4.2.1.2) mit der letzten und der aktuellen Therapie. Die prozentuale Veränderung von t1 (Baseline-Wert) zu t2 errechnet sich jeweils mit Hilfe der Formel „$((t1-t2)/t1)*100$" bzw. im Fall der Gesundheitsskala, bei der bessere Gesundheit mit höheren Werten assoziiert ist, über die Formel „$((t2-t1)/t1)*100$".

	PASI t1	PASI t2	GCA t1	GCA t2	DLQI t1	DLQI t2	GSK t1	GSK t2
n	218	200	215	198	218	202	213	200
Mittelwert	13,9	5,0	2,5	1,5	11,0	6,3	53,6	69,5
Standardab-weichung	9,5	5,6	0,7	0,8	6,5	5,4	22,5	19,4
Minimum	1,2	0,0	0,5	0,0	0,0	0,0	0,0	10,0
Maximum	49,2	42,1	4,0	4,0	29,0	24,0	100,0	100,0

Tabelle 12: Arzt- und patientendefinierte Krankheitsschwere zu Visite 1 und Visite 2 mit Streuungswerten

Messinstrument	Visite 1	Visite 2	absolute Differenz	Veränderung zu t1 [%]
PASI	13,9 (n=218)	5,0 (n=200)	8,9 (n=200)	46,1 (n=200)
GCA	2,5 (n=215)	1,5 (n=198)	1,1 (n=196)	38,6 (n=196)
DLQI	11,0 (n=218)	6,3 (n=202)	4,7 (n=202)	24,8 (n=199)
Gesundheitsskala	53,6 (n=213)	69,5 (n=200)	16,1 (n=198)	67,3 (n=195)
Patienten-zufriedenheit*	2,34 (n=197)	1,42 (n=198)	0,92 (n=179)	27,6 (n=179)

(*skaliert: 1=sehr zufrieden; 2=mäßig zufrieden; 3=eher nicht zufrieden; 4=sehr unzufrieden)

Tabelle 13: Veränderung von arzt- und patientendefinierter Krankheitsschwere sowie Patientenzufriedenheit (MW) von t1 zu t2

4.1.5.6 Begleiterkrankungen

Die Begleiterkrankungen mit Häufigkeit des Auftretens bei den befragten Patienten gehen aus Abbildung 4 hervor. 39,0% der Studienpatienten waren darüber hinaus laut eigenen Angaben Raucher und 1,4% alkoholabhängig.

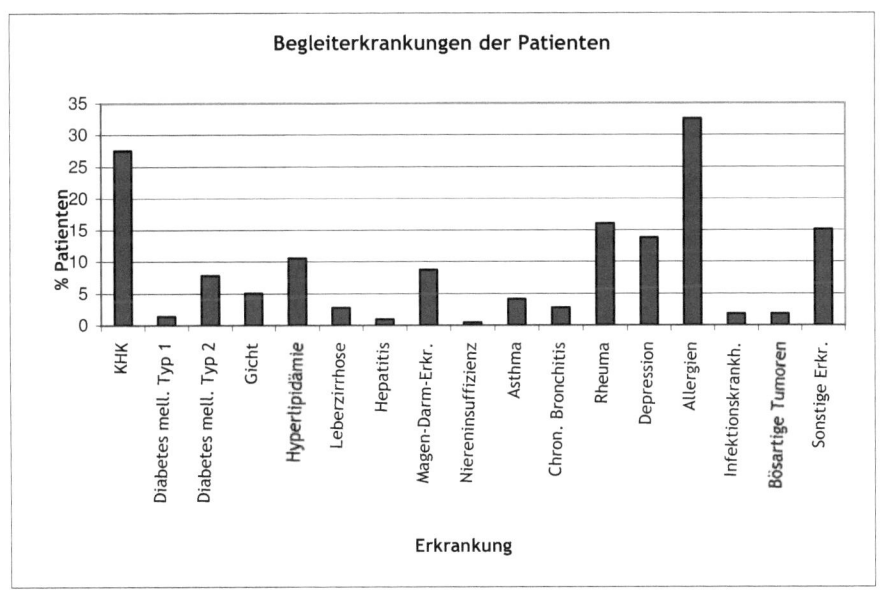

Abbildung 4: Begleiterkrankungen der Patienten (% von n=218)

4.1.5.7 Sonstige Medikation

113 Patienten (knapp 52% von n=218) nahmen zum Zeitpunkt der Studie regelmäßig weitere Arzneimittel, 96 (44%) nahmen keine weiteren Medikamente und von 9 Patienten liegt keine Angabe vor.

4.1.5.8 Letzte Psoriasis-Therapie

199 der 218 Patienten waren in den vorangegangenen 12 Monaten wegen ihrer Schuppenflechte behandelt worden. 125 von ihnen hatten eine Arzneimitteltherapie erhalten, 3 Patienten waren ausschließlich mit UV-Licht bestrahlt worden, 60 hatten eine Kombination aus medikamentöser Behandlung und Bestrahlung bekommen. 19 Patienten hatten sonstige Therapien erhalten und 3 machten keine Angaben zur Art der Behandlung. Die prozentuale Aufteilung der letzten Psoriasis-Therapien ist in Abbildung 5 dargestellt.

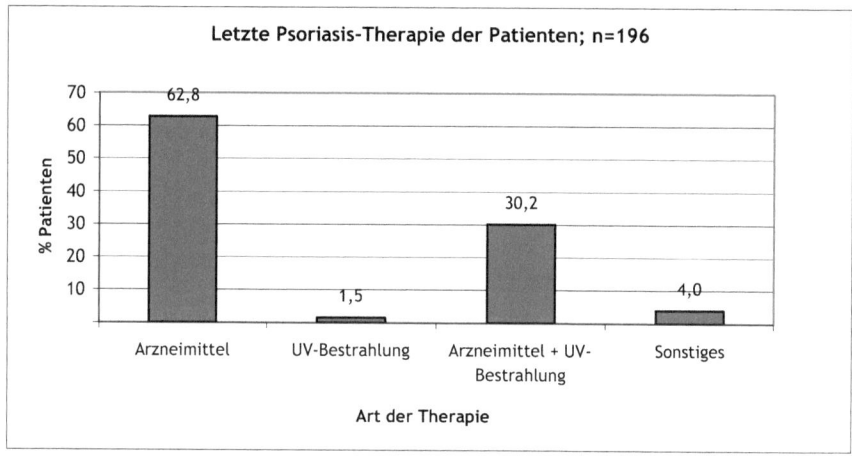

Abbildung 5: Letzte Psoriasis-Therapie der Patienten

Welche Arzneimitteltherapien die Patienten in den letzten 12 Monaten vor Einschluss in die Studie im Einzelnen bekommen hatten, ist in der folgenden Tabelle aufgelistet. Für die Angaben zu den Arzneimitteln waren in den Prüfbögen für die Patienten jeweils zwei Spalten bzw. Felder vorgesehen. Die Patientenangaben aus den jeweiligen Feldern wurden aufsummiert und werden in Tabelle 14 in den Spalten „Medikation 1" und „Medikation 2" wiedergegeben.

Gruppe	MEDIKATION 1		MEDIKATION 2	
	Anzahl Patienten	Gültige Prozente	Anzahl Patienten	Gültige Prozente
Biologika	23	16,1	7	9,0
MTX	18	12,6	2	2,6
Ciclosporin	6	4,2	4	5,1
Fumarsäureester	22	15,4	3	3,8
Retinoide	2	1,4	2	2,6
Sonstige Systemtherapeutika	5	3,5	4	5,1
Topika	67	46,9	53	67,9
- Vitamin D3 (-Analoga)	(15)	(10,5)	(11)	(14,1)
- Vitamin D3-Analoga + Cortison	(21)	(14,7)	(16)	(20,5)
- Cortison	(25)	(17,5)	(21)	(26,9)
- LCD	(1)	(0,7)	(0)	(0,0)
- Salicylsäure	(1)	(0,7)	(0)	(0,0)
- Teer	(0)	(0,0)	(2)	(2,6)
- sonstige Topika	(4)	(2,8)	(3)	(3,8)
Bestrahlung / PUVA	0	0,0	3	3,8
Summe (n=):	143	100	78	100

Tabelle 14: Letzte Psoriasis-Therapie; Patienten-Angaben

4.1.5.9 Aktuelle Psoriasis-Therapie

202 der in die Studie eingeschlossenen 218 Patienten standen auch für die zweite Visite zur Verfügung, die übrigen 16 Patienten konnten nicht erneut befragt werden.

Zur aktuellen Medikation seit Studienbeginn wurden zum Zeitpunkt der zweiten Visite sowohl im Arzt- als auch im Patientenfragebogen Daten erhoben. Wie sich zeigte, stimmten die Angaben nicht überein. Die Diskrepanzen beschränkten sich nicht nur auf unterschiedliche Namen gleicher Darreichungsformen, sondern auch die Angaben zu den verordneten (Arztangaben) und – vermeintlich – zur Behandlung ihrer Schuppenflechte erhaltenen Darreichungsformen (Patientenangaben) differierten häufig. In Tabelle 15 ist gegenüber gestellt, welche Therapien laut Patienten- und Arztaussagen zum Einsatz kamen. Die Aufsummierung der Anzahl an jeweiligen Verordnungen zum direkten Vergleich der Arzt- und Patientenangaben soll einen Eindruck von den Diskrepanzen vermitteln, die im einzelnen Patientenfall häufig noch größer sind. Wie aus der Tabelle hervorgeht, standen den Patienten in ihrem Fragebogen zwei Felder zur Verfügung, um die Medikation aufzulisten (Medi 1 und Medi 2) und den Ärzten drei Felder (Medi 1 bis Medi 3).

Gruppe	PATIENT			ARZT			
	Medi 1 [Anzahl Pat.]	Medi 2 [Anzahl Pat.]	Σ	Medi 1 [Anzahl Pat.]	Medi 2 [Anzahl Pat.]	Medi 3 [Anzahl Pat.]	Σ
Biologika	41	3	44	53	2	0	55
MTX	30	4	34	22	10	4	36
Ciclosporin	10	0	10	13	0	0	13
Fumarsäureester	16	0	16	21	2	0	23
Retinoide	2	0	2	2	0	0	2
Sonstige Systemtherapeutika	3	6	9	0	11	4	15
Topika	43	45	88	84	85	43	212
- Vitamin D3 (-Analoga)	(20)	(13)	(33)	(29)	(22)	(12)	(63)
- Vitamin D3-An.+ Cortison	(5)	(8)	(13)	(6)	(8)	(3)	(17)
- Cortison	(6)	(6)	(12)	(10)	(15)	(16)	(41)
- LCD	(2)	(3)	(5)	(10)	(12)	(1)	(23)
- Salicylsäure	(7)	(3)	(10)	(23)	(13)	(4)	(40)
- Teer	(1)	(5)	(6)	(3)	(15)	(1)	(19)
- sonstige Topika	(2)	(7)	(9)	(3)	(0)	(6)	(9)
Bestrahlung / PUVA	2	6	8	4	13	13	30
Summe:	147	64		199	123	64	

Tabelle 15: Aktuelle Psoriasis-Therapie seit t1; Patienten- und Arzt-Angaben

Für die weiteren Analysen wurden die Therapien nach Darreichungsformen in Gruppen eingeteilt. Da sich die Antworten der Patienten zu diesen Fragen auf die Behandlung beziehen, die sie ihrer Meinung nach für ihre Psoriasis bekommen hatten, wurden für die Gruppierung der „aktuellen" Psoriasis-Therapie die Patientenangaben und nicht die Arztangaben zugrunde gelegt. Das Ergebnis der Gruppierungen zeigen Tabelle 16 sowie die Abbildung 6.

	Letzte Psoriasis-Therapie (n=217)		Aktuelle Psoriasis-Therapie (n=200)	
	Häufigkeit	gültige Prozente	Häufigkeit	gültige Prozente
Topische Therapie	94	43,3	71	35,5
Orale Therapie	15	6,9	40	20,0
Parenterale Therapie	24	11,1	57	28,5
Kombi-Therapie (top. + syst.)	64	29,5	32	16,0
Keine medikamentöse Vortherapie	20	9,2	0	0,0

Tabelle 16: Letzte und aktuelle Psoriasis-Therapie, gruppiert

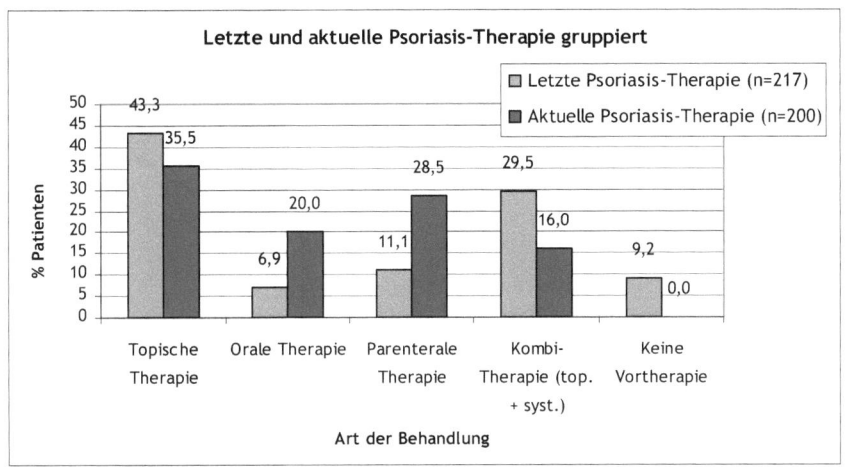

Abbildung 6: Letzte und aktuelle Psoriasis-Therapie, gruppiert

4.2 FRAGESTELLUNGEN

Fragestellung: Welche Faktoren beeinflussen die Compliance bei der Psoriasis-Therapie und welche Arten von Non-Compliance lassen sich ermitteln?

4.2.1 Compliance und Non-Compliance-Gründe

Mit Bezug auf die Auskünfte zur Art der Behandlung wurden die Patienten darüber befragt, als wie belastend sie die jeweilige Therapie empfunden hatten, wie compliant sie waren und welche Non-Compliance-Gründe es ggf. gab. Zur Beantwortung dieser Fragen waren bei Visite 1 nur die 199 Patienten aufgefordert, die in den 12 Monaten vor Studienbeginn wegen ihrer Schuppenflechte behandelt wurden. In den folgenden Abbildungen sind die zu Visite 1 und Visite 2 erhaltenen Antworten nebeneinander dargestellt, wodurch ersichtlich ist, dass die aktuelle Therapie von den Patienten deutlich positiver beurteilt wurde als die letzte Therapie.

4.2.1.1 Belastung durch die Therapie

Aus den Abbildungen 7 bis 10 geht hervor, wie belastet sich die Patienten durch die letzte und die aktuelle Therapie fühlten.

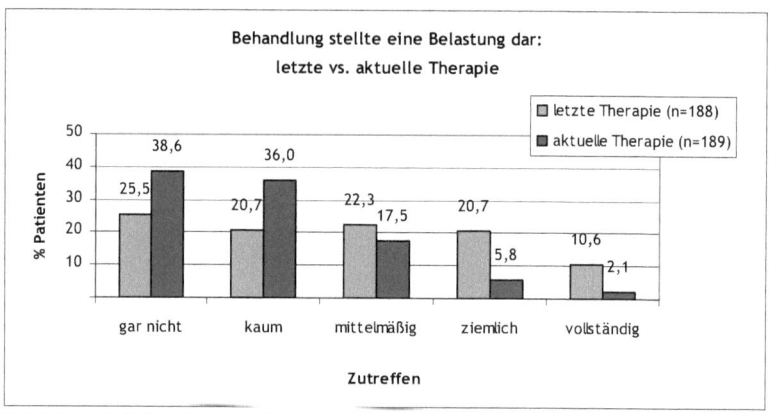

Abbildung 7: Behandlung stellte eine Belastung dar; t1 vs t2

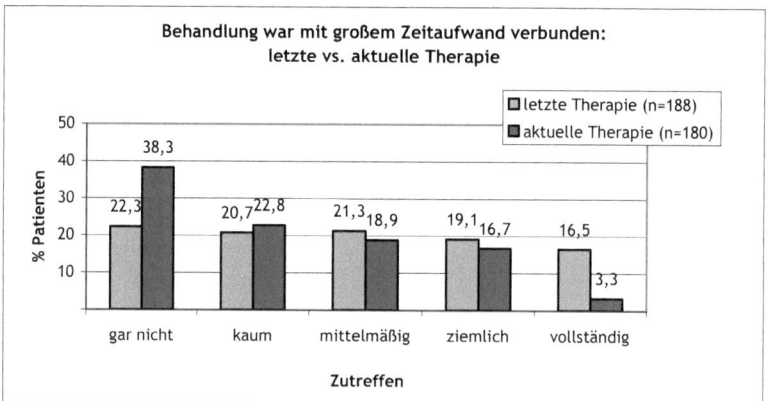

Abbildung 8: Großer Zeitaufwand für Behandlung; t1 vs t2

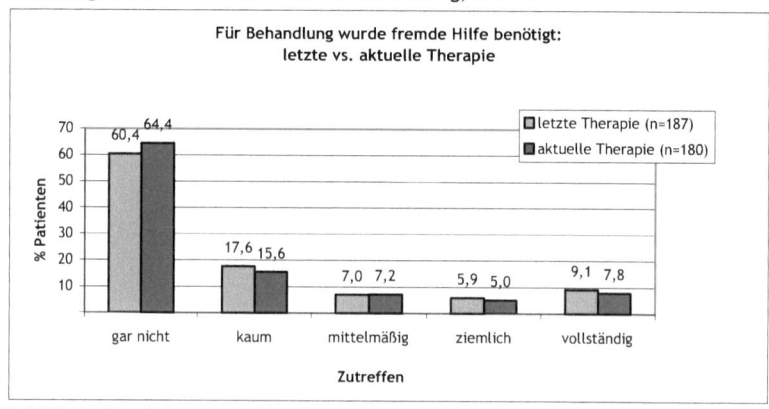

Abbildung 9: Hilfsbedarf für Behandlung; t1 vs t2

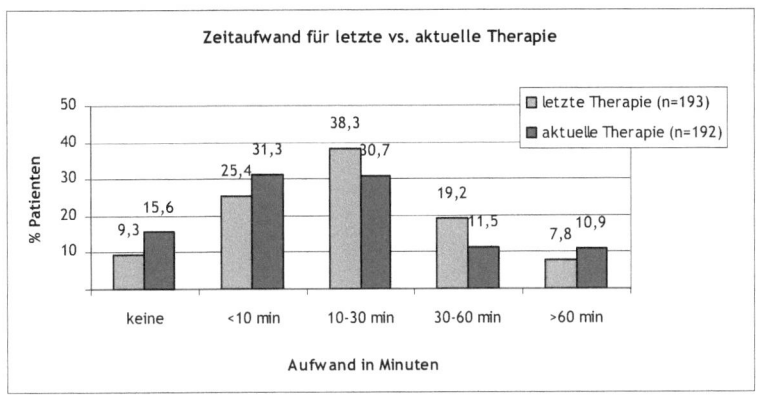

Abbildung 10: Zeitbedarf für Behandlung; t1 vs t2

4.2.1.2 Patientenzufriedenheit

Die Patienten waren mit der aktuellen Therapie wesentlich zufriedener als mit der letzten, wie aus Abbildung 11 hervorgeht.

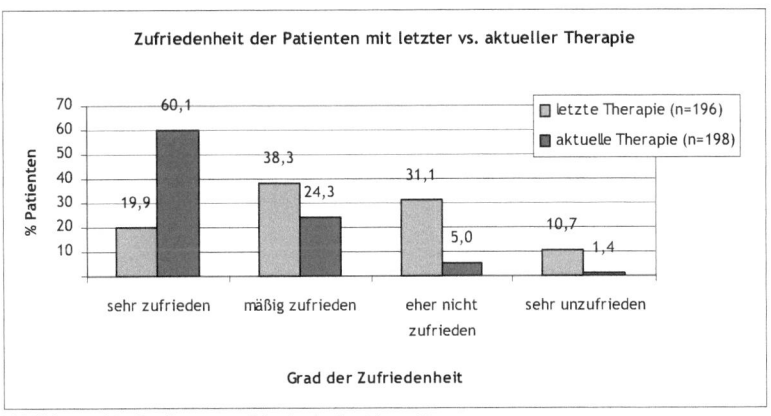

Abbildung 11: Patientenzufriedenheit; t1 vs t2

4.2.1.3 Patient Benefit Index (PBI)

Der Patient Benefit Index ist ebenfalls ein Maß für die Zufriedenheit der Patienten mit der Therapie. Er errechnet sich aus dem bei Visite 1 von den Patienten ausgefüllten „Patient Needs Questionnaire" und dem bei Visite 2 ausgefüllten „Patient Benefit Questionnaire", die jeweils aus den gleichen 25 Items bestehen. Aus dem Verhältnis von „Patient Needs" zu „Patient Benefit" wird ein

Gesamtnutzenwert berechnet, der umso höher ist, je größer der Nutzen der Therapie für den einzelnen Patienten war.

Der PBI kann einen Maximalwert von 4 erreichen und lag für diese Studie im Durchschnitt bei 2,71 (MW; SD: 0,95; Minimum: 0,14; Maximum: 4,00).

4.2.1.4 Compliance und Non-Compliance-Gründe

Inwieweit die Patienten während der letzten und der aktuellen Behandlung compliant waren, geht aus Abbildung 12 hervor. Es zeigt sich erneut die Überlegenheit der aktuellen gegenüber der letzten Therapie.

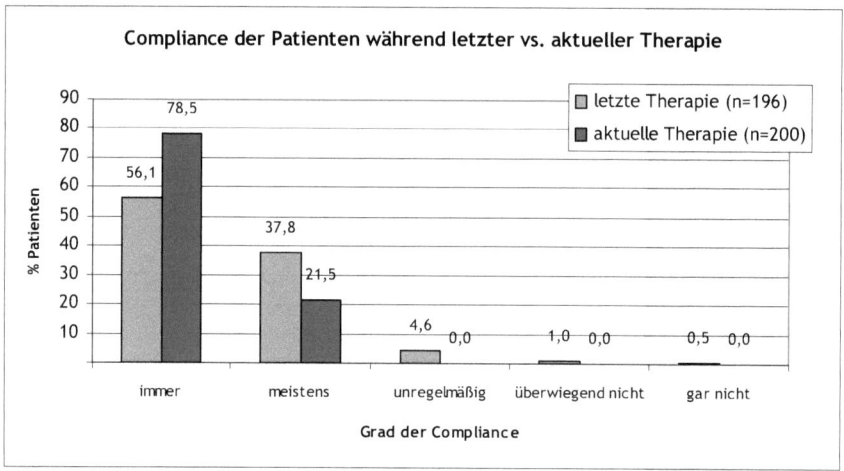

Abbildung 12: Compliance; t1 vs t2

Die Patienten, die nicht angegeben hatten, „immer" compliant gewesen zu sein, wurden im Folgenden nach ihren Gründen für die Non-Compliance befragt, die in den Abbildungen 13 bis 19 grafisch dargestellt sind. Ausgewertet wurden alle vorliegenden Antworten zur eingeschränkten Therapietreue, womit auch Aussagen von Patienten eingeschlossen waren, die zuvor geantwortet hatten, bei der vorgenannten Psoriasis-Behandlung immer compliant gewesen zu sein.

Auch die Antworten zu den Non-Compliance-Gründe lassen die Vorzüge der aktuellen Therapie im Vergleich mit der letzten Behandlung erkennen.

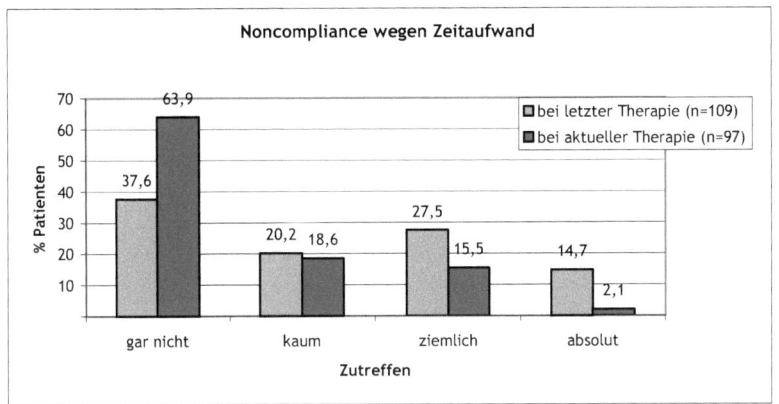

Abbildung 13: NC wg. Zeitaufwand; t1 vs t2

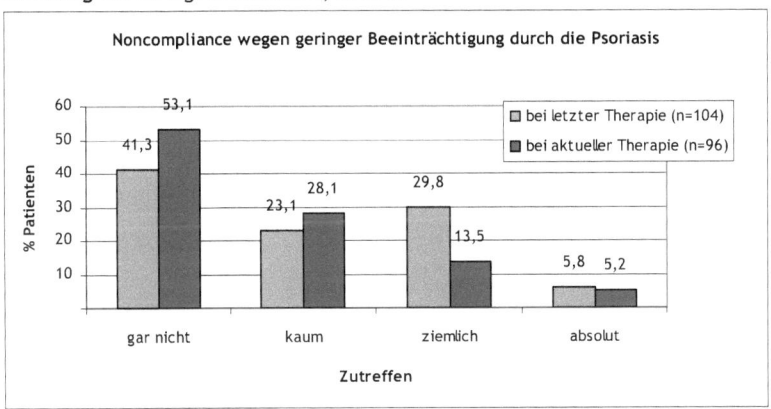

Abbildung 14: NC wg. geringer Beeinträchtigung; t1 vs t2

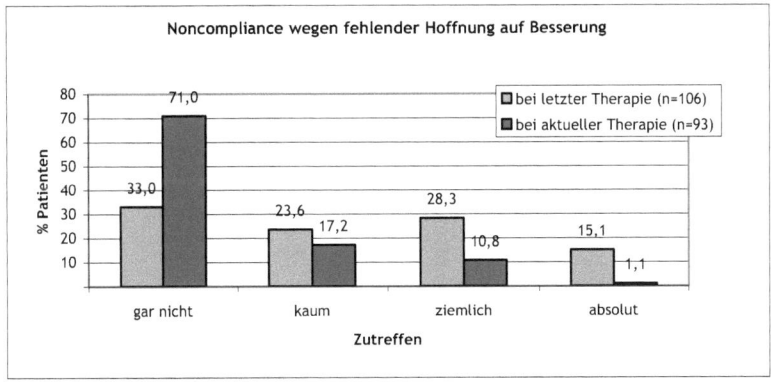

Abbildung 15: NC wg. fehlender Hoffnung auf Besserung; t1 vs t2

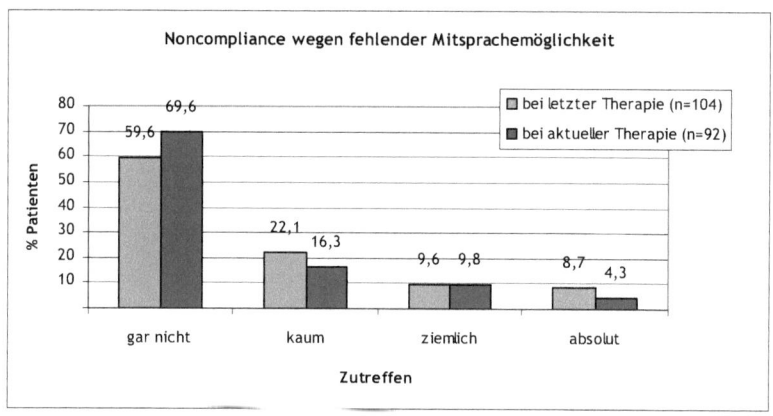

Abbildung 16: NC wg. fehlender Mitsprachemöglichkeit; t1 vs t2

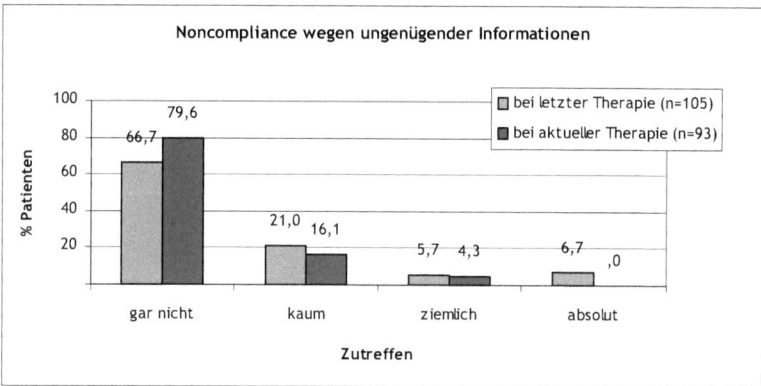

Abbildung 17: NC wg. ungenügender Informationen; t1 vs t2

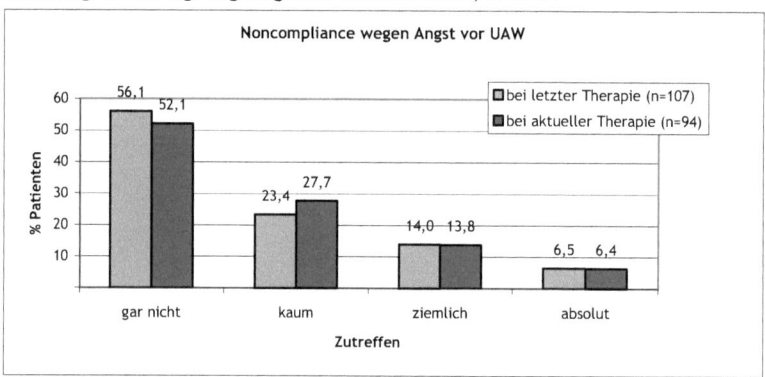

Abbildung 18: NC wg. Angst vor UAW; t1 vs t2

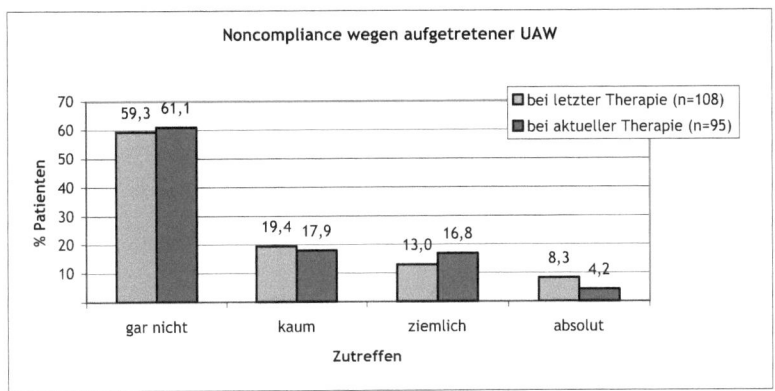

Abbildung 19: NC wg. aufgetretener UAW; t1 vs t2

4.2.1.5 „MARS-D": Medication Adherence Report Scale – Deutsch

Mit Hilfe der 5 Aussagen des MARS-Fragebogens sollten die Patienten dazu bewegt werden, losgelöst von ihrer tatsächlichen Behandlung Auskunft über ihre potenziellen Gründe für Non-Adherence zu geben. Für die Antwortmöglichkeiten „nie/selten/manchmal/oft/immer" wurden 1 bis 5 Punkte vergeben, so dass ein maximaler Summenscore von 25 resultierte, wenn keiner der möglichen Non-Adherence-Gründe für den Patienten zutraf.

Der Summenscore kann nur errechnet werden, wenn alle fünf Fragen des MARS beantwortet wurden. Dies war bei 173 Patienten der Fall. Die Auswertung ergab Folgendes:

Summen-score:	25	24	23	22	21	20	19	18	17	16	15
Anzahl Patienten:	72	37	9	11	16	9	9	5	1	3	1
Prozent (173 = 100 %)	41,6	21,4	5,2	6,4	9,2	5,2	5,2	2,9	0,6	1,7	0,6

Tabelle 17: Häufigkeitsverteilung der MARS-Summenscores

Der durchschnittliche Summenscore der 173 Patienten lag bei 23,1 (MW; SD: 2,4). Inwieweit die einzelnen Non-Adherence-Gründe für die Patienten dieser Studie zutreffend waren, ist in den Abbildungen 20 bis 24 wiedergegeben.

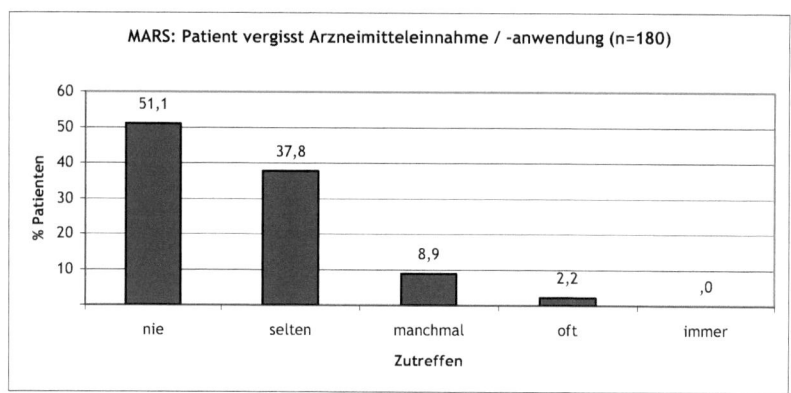

Abbildung 20: MARS: Patient vergisst die Einnahme / Anwendung

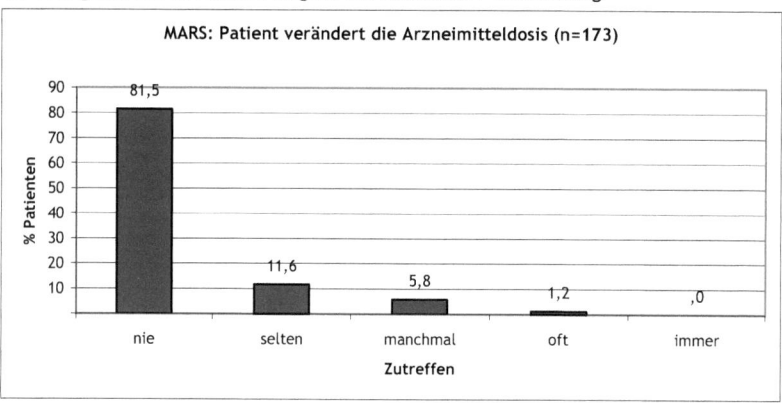

Abbildung 21: MARS: Patient verändert die Arzneimitteldosis

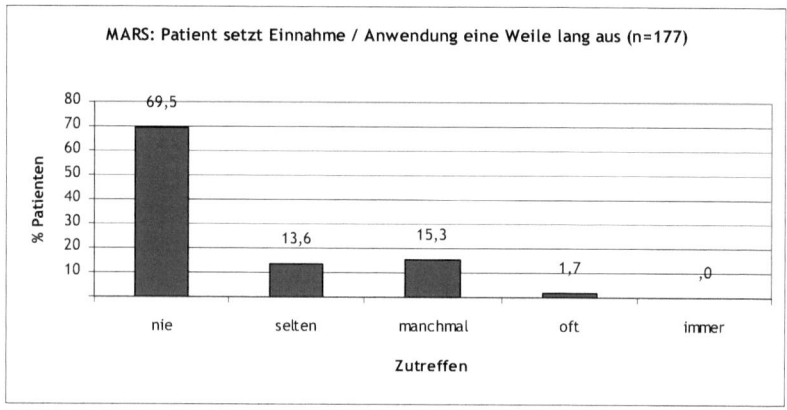

Abbildung 22: MARS: Patient setzt Anwendung eine Weile aus

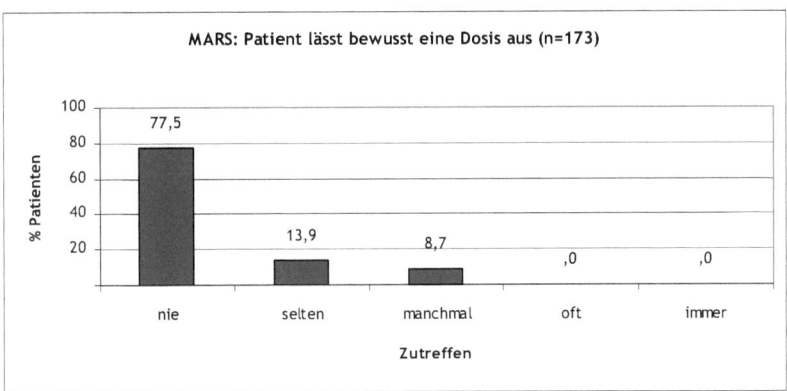

Abbildung 23: MARS: Patient lässt bewusst eine Dosis aus

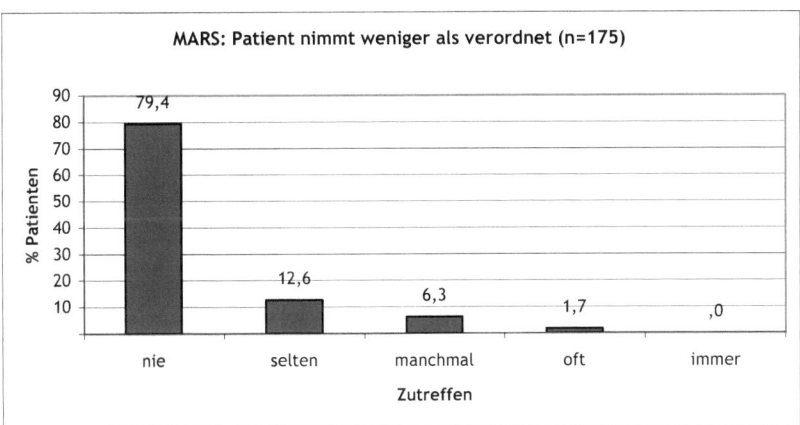

Abbildung 24: MARS: Patient nimmt weniger als verordnet

Fragestellung: Wie groß ist das Bedürfnis der Betroffenen nach Information über ihre Therapie und wie decken sie ihren Informationsbedarf? Wie groß ist das Bedürfnis der Patienten, aktiv an der Entscheidung für die Therapie mitzuwirken und wie beurteilen sie die Möglichkeiten dazu?

4.2.2 Bedürfnis nach Information und Mitbestimmung

4.2.2.1 Bedürfnis nach Information

Dass es für quasi alle Patienten wichtig war, über ihre Psoriasis-Behandlung informiert zu sein, geht aus Abbildung 25 hervor.

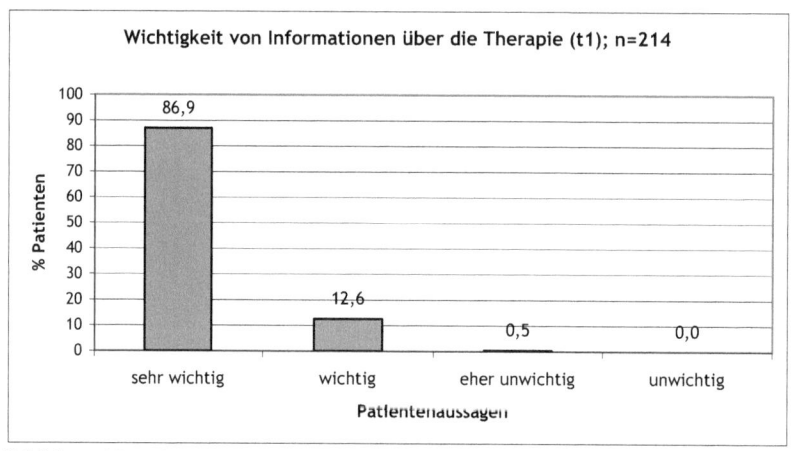

Abbildung 25: Informationsbedarf der Patienten

4.2.2.2 Informationsquellen

Abbildung 26 zeigt, welche Informationsquellen die Patienten für Auskünfte über die Psoriasis-Therapien nutzten. Um Verzerrungen in der Darstellung zu vermeiden, beziehen sich alle Prozentangaben auf die Gesamtanzahl von 218 Studienpatienten.

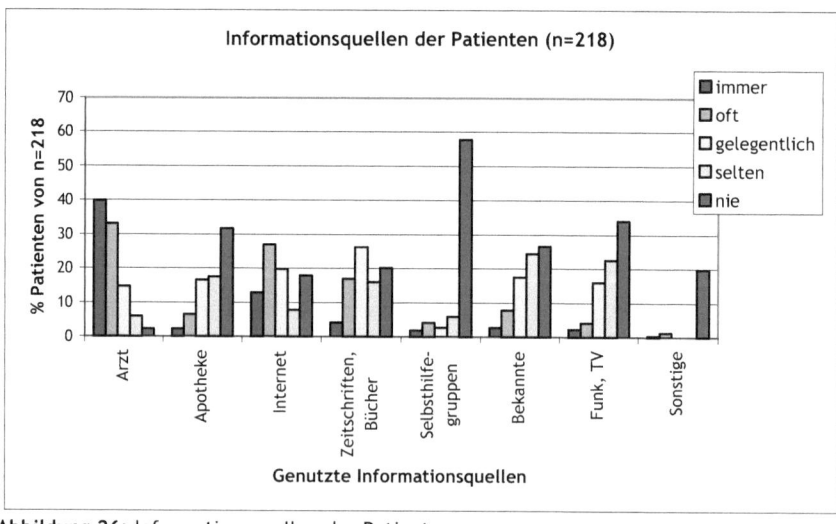

Abbildung 26: Informationsquellen der Patienten

4.2.2.3 Qualität der Informationen durch den Arzt

In Abbildung 27 ist dargestellt, wie die Patienten die Qualität der ärztlichen Informationen einschätzten, wobei die Bewertung für die Prüfärzte wieder deutlich positiver ausfällt als für die Verordner der letzte Behandlung.

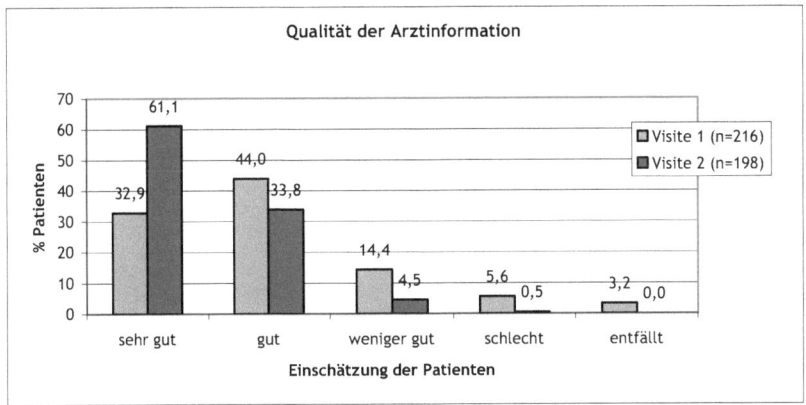

Abbildung 27: Einschätzung der Qualität der ärztlichen Informationen; t1 vs t2

4.2.2.4 Bedürfnis nach Mitbestimmung

Bei Visite 1 wurden die Patienten gefragt, wie wichtig es ihnen ist, in die Auswahl ihrer Psoriasis-Behandlung mit einbezogen zu werden. Abbildung 28 veranschaulicht die große Bedeutung der Mitbestimmung bei der Therapieauswahl.

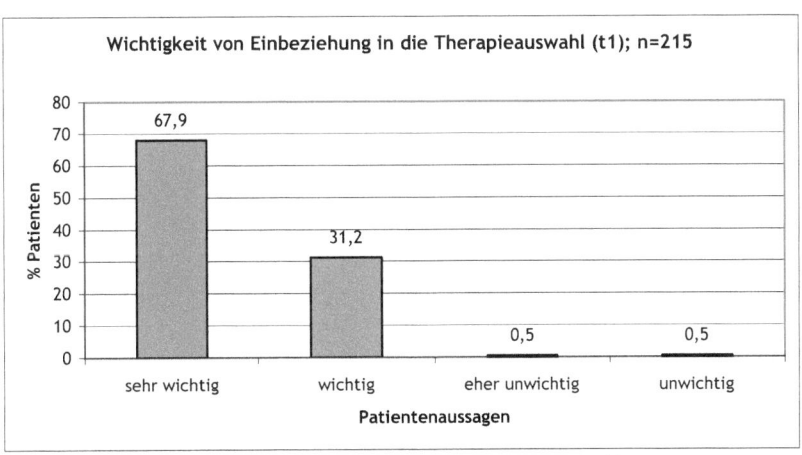

Abbildung 28: Bedürfnis nach Einbeziehung in die Therapieauswahl

4.2.2.5 Einfluss von Information und Mitbestimmung auf die Compliance

Inwieweit die Compliance der Patienten davon abhängen würde, wie gut sie sich über die Behandlung informiert fühlen und ob sie über ihre Therapie mitbestimmen konnten, geht aus Abbildung 29 hervor.

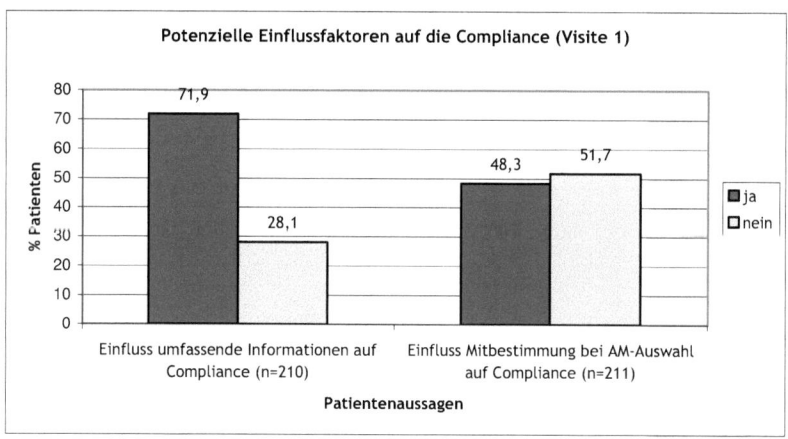

Abbildung 29: Potenzielle Einflussfaktoren auf die Compliance der Patienten

4.2.2.6 Einbeziehung in die aktuelle Therapieauswahl

Abbildung 30 zeigt, dass sich fast alle Studienpatienten sehr gut oder gut die in die Auswahl der aktuellen Therapie einbezogen fühlten.

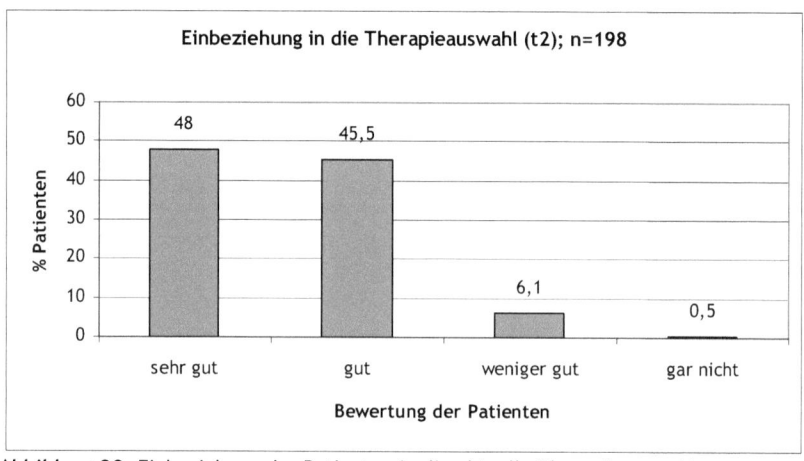

Abbildung 30: Einbeziehung der Patienten in die aktuelle Therapieauswahl

4.2.2.7 Erfüllung der Bedürfnisse nach Information und Mitbestimmung

Aus Abbildung 31 geht hervor, dass die betreuenden Ärzte während der aktuellen Therapie den Bedürfnissen der Patienten nach Information und Mitbestimmung im Großen und Ganzen entsprechen konnten.

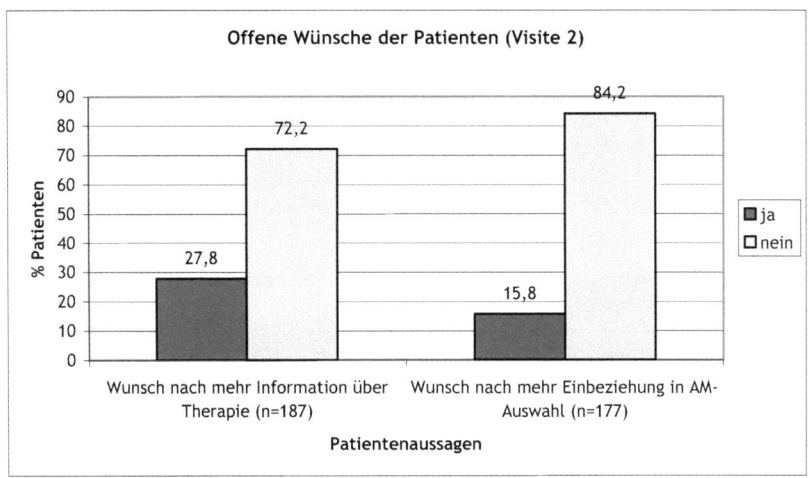

Abbildung 31: Offene Wünsche der Patienten nach Information und Mitbestimmung

Fragestellung: Welche Präferenzen weisen Patienten mit Psoriasis vulgaris hinsichtlich der Applikationsweise von Systemtherapeutika auf?

Der zweite Teil des Patientenfragebogens von Visite 1 widmete sich der Frage nach den Patientenpräferenzen bezüglich ihrer Psoriasis-Behandlung, unabhängig von real existierenden Darreichungsformen, Arzneimitteleigenschaften und Applikationsmodalitäten.

4.2.3 Patientenpräferenzen

4.2.3.1 Darreichungsformen

Zunächst wurden die Patienten um Auskunft gebeten, wie angenehm oder unangenehm bzw. sympathisch oder unsympathisch ihnen verschiedene Darreichungsformen zur systemischen Arzneimittel-Applikation waren. Die Ergebnisse sind in Tabelle 18 und Abbildung 32 dargestellt. Es sind deutliche Präferenzen für feste Arzneiformen zur oralen Einnahme und tendenziell deutliche Abneigungen gegen eine parenterale Applikation zu erkennen.

Angaben in Prozent	Tabl. / Filmtabl. (n=207)	Dragees (n=187)	Kapseln (n=190)	Lutsch- / Kautabl. (n=188)	Brausetabletten (n=189)	Tropfen / Saft (n=188)	Spritze (n=207)	Pen (n=185)	Druckluft (n=174)	Pflaster (n=199)	Implantat (n=193)
sehr angen.	23,2	20,9	20,0	15,4	25,4	22,9	8,2	9,2	14,4	23,1	11,4
angenehm	41,5	45,5	41,1	40,4	31,7	36,2	21,7	28,1	29,9	41,2	18,1
einigerm. ang.	26,1	23,0	25,3	20,7	22,8	19,1	32,4	29,2	28,2	23,6	15,0
eher unangen.	6,8	8,0	11,1	17,0	12,2	15,4	26,1	21,6	16,1	8,0	32,1
absolut unang.	2,4	2,7	2,6	6,4	7,9	6,4	11,6	11,9	11,5	4,0	23,3

Tabelle 18: „Sympathie" der Studienpatienten für verschiedene Darreichungsformen

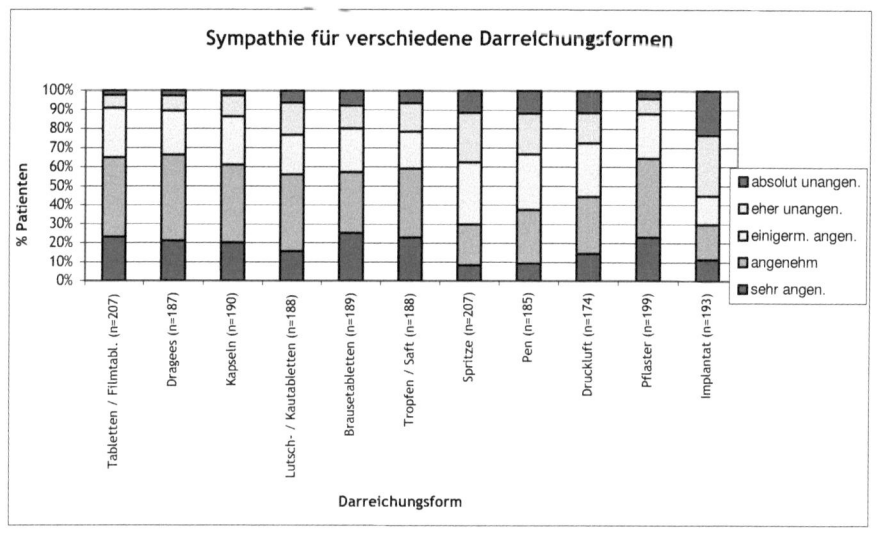

Abbildung 32: „Sympathie" der Studienpatienten für verschiedene Darreichungsformen

4.2.3.2 Sonstige Präferenzen

Welche weiteren Aussagen bezüglich eines imaginären, „idealen" Arzneimittels für die Studienpatienten zutreffen, ist den Abbildungen 33 bis 35 zu entnehmen. Fast 80% der Patienten war eine angenehme Einnahme sehr wichtig oder wichtig, allerdings nur gut der Hälfte von ihnen waren Geruch und Geschmack sehr wichtig oder wichtig. Selten an die Einnahme denken zu müssen, war immerhin fast zwei Drittel der Patienten sehr wichtig oder wichtig.

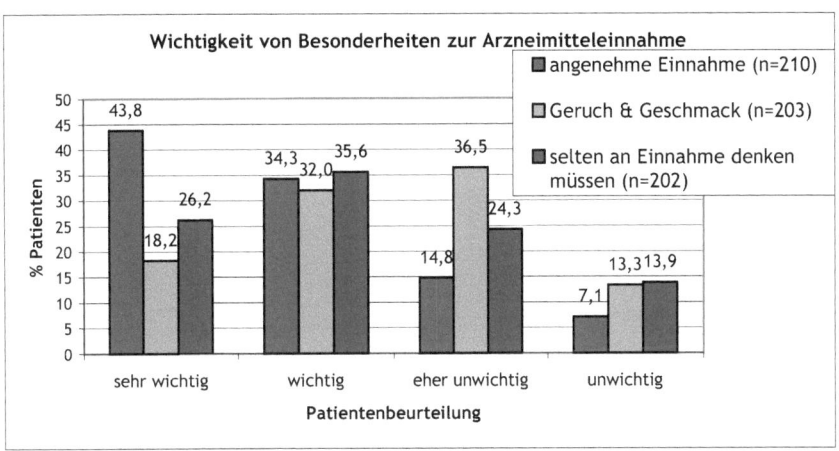

Abbildung 33: Wichtigkeit von Besonderheiten zur Arzneimitteleinnahme

Anhand der in Abbildung 34 dargestellten Antworten ist zu erkennen, dass der Aufwand, der mit den Injektionen verbunden ist, für die Patienten eine entscheidende Rolle spielte und die scheinbare grundsätzliche Präferenz für die Einnahme relativiert: Gut einem Drittel der Patienten waren Spritzen zwar grundsätzlich unsympathisch, für knapp 57% wären oder sind regelmäßige Arztbesuche für die Injektionen jedoch belastend. Gut die Hälfte der Patienten möchte sich Spritzen darüber hinaus selbst applizieren.

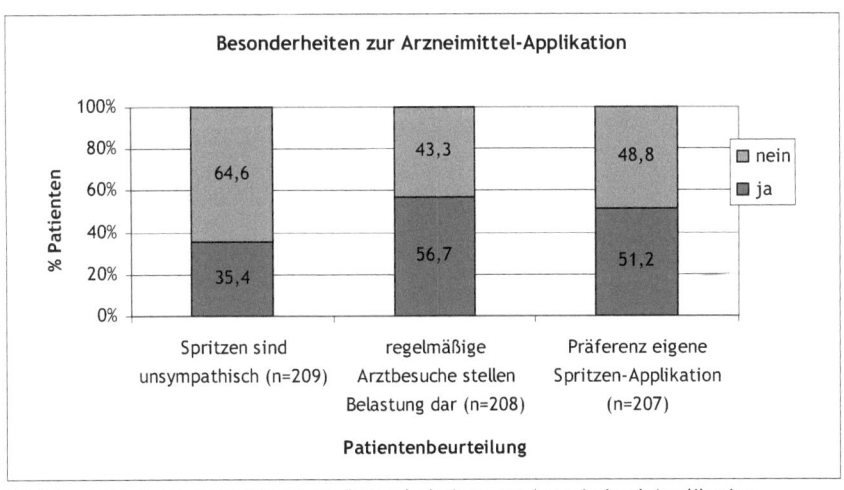

Abbildung 34: Patientenaussagen zu Besonderheiten zur Arzneimittel-Applikation

4.2.3.3 Hypothese 1: Orale vs parenterale Applikation

Mit Hilfe der folgenden Analysen wurde die erste Hypothese überprüft:
Die Patienten bevorzugen grundsätzlich die orale gegenüber einer parenteralen Applikation der Arzneimittel, die Patientenpräferenzen ändern sich allerdings in Abhängigkeit vom Aufwand, mit dem die jeweilige Anwendung verbunden ist, da grundsätzlich der Wunsch nach unkomplizierten, wenig aufwändigen Arzneimittelbehandlungen besteht.

4.2.3.3.1 Präferenz für orale gegenüber parenteraler Applikation

211 der 218 befragten Patienten gaben Antwort auf die Frage, ob sie orale oder parenterale Applikationsformen bevorzugen. 44,1% von ihnen gaben der Einnahme und 10,0% den Injektionen den Vorzug, den übrigen 46,0% der Patienten war die Applikationsform egal. Obwohl knapp die Hälfte der Befragten keine der beiden Applikationsformen bevorzugte, ist anhand der übrigen Antworten eine deutliche Priorisierung der Einnahme gegenüber einer Injektion erkennbar (Abbildung 35).

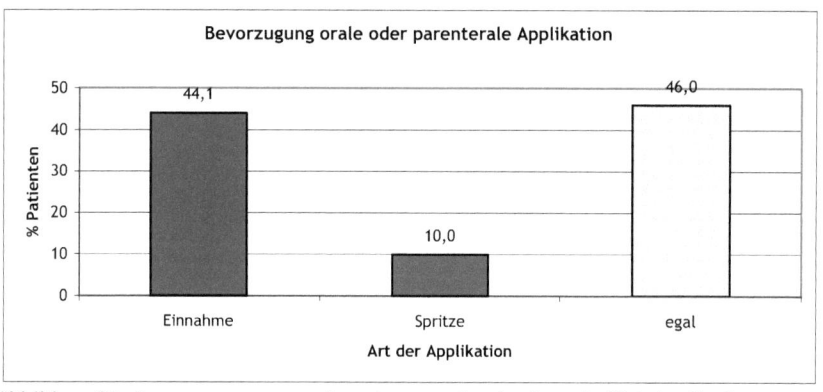

Abbildung 35: Bevorzugung von oraler oder parenteraler Arzneimittel-Applikation

Fragestellung: Wie stellen sich die Präferenzen der Patienten in Abhängigkeit vom Therapieaufwand dar?

4.2.3.3.2 Präferenzen vor dem Hintergrund von Anwendungsmodalitäten

Es wurde angenommen, dass sich die Vorlieben für eine orale oder parenterale Applikation in Abhängigkeit vom Aufwand ändern, der mit der Arzneimittelanwendung verbunden ist. Vor diesem Hintergrund wurden die Patienten gebeten, sich jeweils für „Einnahme" oder „Spritze" zu entscheiden, während sich Häufigkeit der Anwendung oder eigene vs. in Praxis oder Klinik applizierte Spritze ändern. Dass sich die Annahmen bestätigt haben, ist in Abbildung 36 zu erkennen.

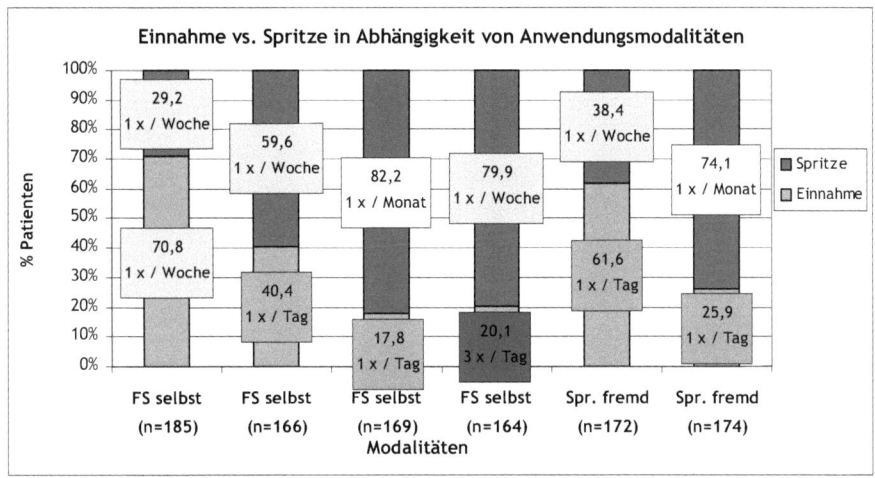

Abbildung 36: Bevorzugung von oraler oder parenteraler Arzneimittel-Applikation in Abhängigkeit vom Aufwand

Es ist ersichtlich, dass sich die Präferenzen der Patienten bei selteneren Injektionen und häufigeren Einnahmen zugunsten der Injektionen und bei Injektion in Praxis oder Krankenhaus wieder zugunsten der Einnahme verschieben.

Die erste Hypothese hat sich somit bestätigt.

Fragestellung: Welche Präferenzen haben die Patienten in Bezug auf Wirksamkeit und Verträglichkeit der Arzneimittel?

4.2.3.4 Wichtigkeit von Arzneimitteleigenschaften

In Vorbereitung auf eine Nutzen-Risiko-Abwägung durch die Patienten wurde erfragt, wie wichtig ihnen schnelle und gute Wirksamkeit, lang anhaltende Wirksamkeit, gute Verträglichkeit oder wenig UAW waren. Die Darstellung der Antworten in Abbildung 37 zeigt erwartungsgemäß, dass diese Kriterien für alle Patienten wichtig waren.

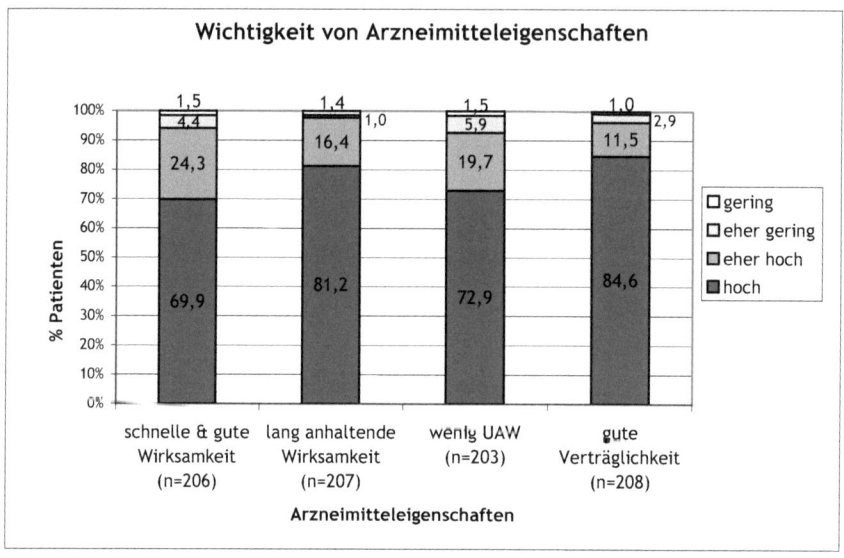

Abbildung 37: Wichtigkeit von Arzneimitteleigenschaften für die Patienten

Fragestellung: Wie fällt die Nutzen-Risiko-Abwägung der Betroffenen aus, d.h. wie stellen sich die Präferenzen in Abhängigkeit vom zu erwartenden Nebenwirkungs-Spektrum des Arzneimittels dar?

4.2.4 Bereitschaft, Risiken und Mühen in Kauf zu nehmen

Bei Visite 1 wurden die Patienten abschließend danach befragt, welche potenziellen Unannehmlichkeiten oder Risiken sie für die zuvor genannten günstigen Arzneimitteleigenschaften in Kauf nehmen würden. Für eine gute Verträglichkeit hätte der Großteil der Patienten eine verzögerte Wirksamkeit hingenommen, aber weniger als ein Drittel von ihnen eine geringere Wirksamkeit. Mehl als die Hälfte der Patienten hätte für gute und schnelle Wirksamkeit ein UAW-Risiko in Kauf genommen, bei unbekannter Langzeitverträglichkeit hätten sich aber fast 60% der Studienpatienten gegen ein vielversprechendes, neues Arzneimittel entschieden. Gut ein Drittel der Patienten hätte sich aufgrund zeitaufwändiger, komplizierter Anwendung nicht für ein gut wirksames und gut verträgliches Arzneimittel entschieden. Die Antworten sind in Abbildung 38 noch einmal grafisch dargestellt.

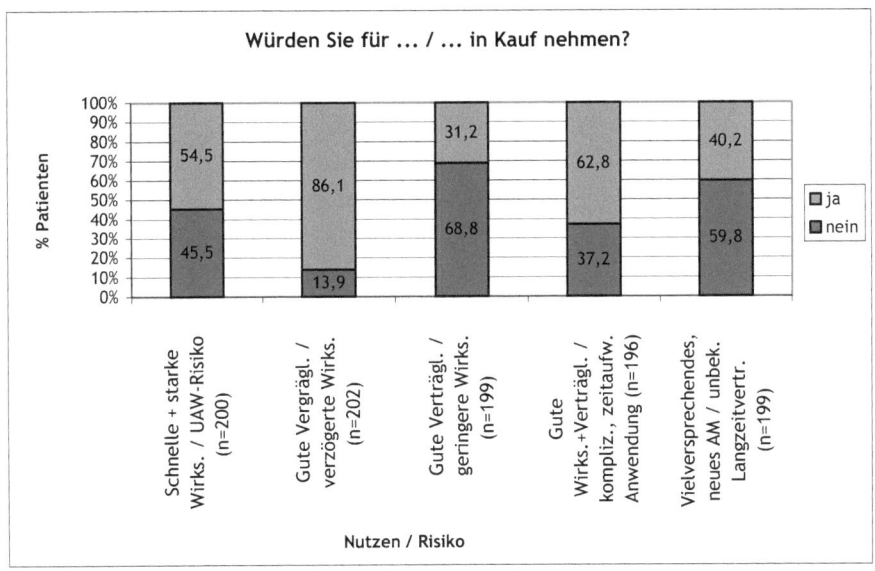

Abbildung 38: Nutzen-Risiko-Abwägung der Patienten

4.2.5 Bewertung der aktuellen Therapie (t2)

Den Abschluss des Patientenbogens zu Visite 2 bildeten Fragen, die der Bewertung der aktuellen, seit Visite 1 erhaltenen Behandlung dienen. Die Abbildungen 39 bis 42 zeigen, dass die Patientenbewertungen im Großen und Ganzen positiv ausfielen.

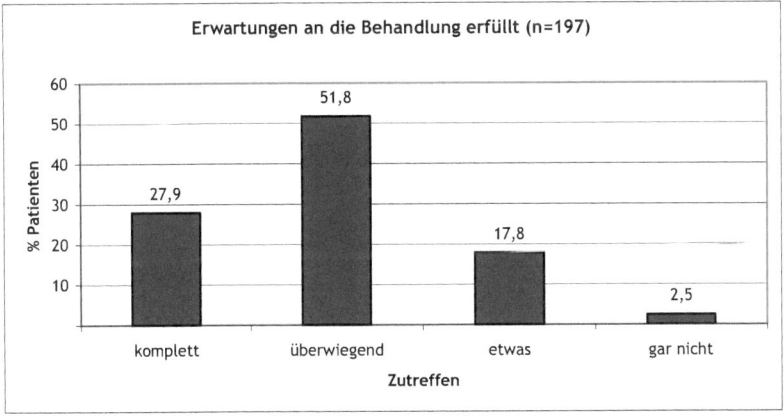

Abbildung 39: Erwartungen der Patienten an Behandlung erfüllt

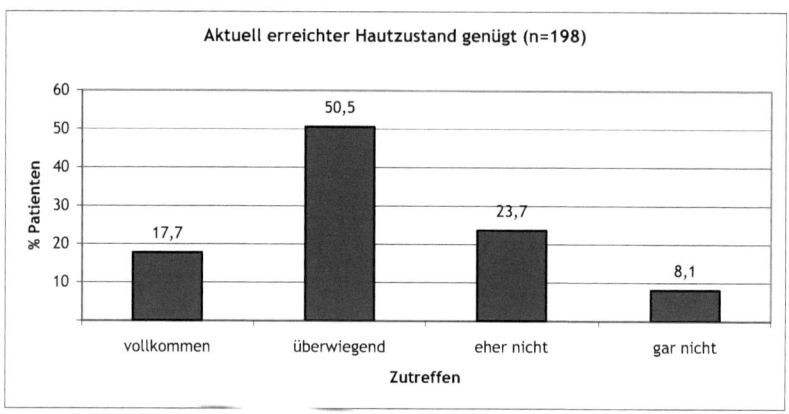
Abbildung 40: Zufriedenheit mit aktuellem Hautzustand

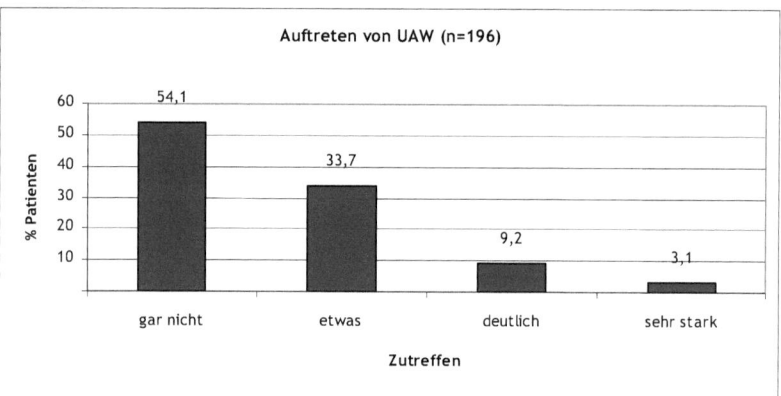
Abbildung 41: Auftreten von UAW bei der aktuellen Therapie

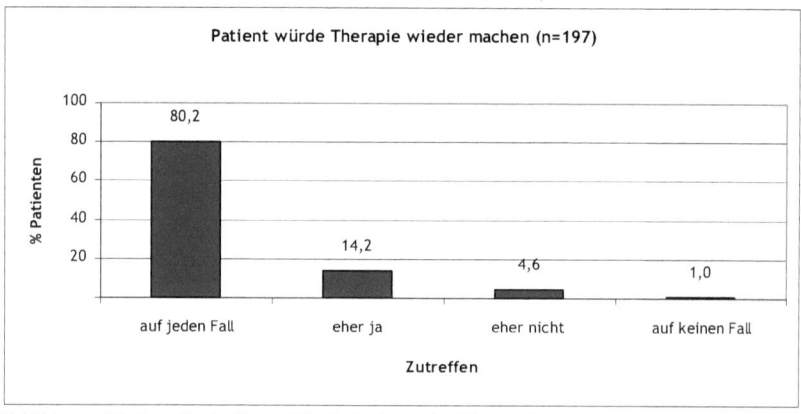
Abbildung 42: Bereitschaft zur Wiederholung der Therapie

4.3 SUBGRUPPENANALYSEN

Zur Klärung der folgenden *Fragestellungen* waren Subgruppenanalysen erforderlich: *Haben Dauer und Schwere der Erkrankung, die Vortherapien oder die soziodemografischen Daten der Patienten Auswirkungen auf die Compliance, die Patientenzufriedenheit und / oder die Patientenpräferenzen?* Zunächst wurden die weiteren drei Hypothesen überprüft (siehe auch Teil 3 dieser Arbeit, „Methoden"):

4.3.1 Hypothesengeleitete Subgruppenanalysen

4.3.1.1 Hypothese 2: Präferenzen ~ Erkrankungsdauer und -schwere

Die Patientenpräferenzen werden von der Dauer sowie der Schwere der Erkrankung beeinflusst. Je länger und je schwerer die Patienten erkrankt sind, desto eher bevorzugen sie parenteral anzuwendende Darreichungsformen, die als wirksamer und besser magenverträglich gelten und häufig in größeren Zeitabständen appliziert werden als oral anzuwendende.

<u>4.3.1.1.1 Erkrankungsdauer ~ Patientenpräferenzen</u>

Die Tests auf Abhängigkeit der Patientenpräferenzen von der Erkrankungsdauer ergaben keine statistisch signifikanten Zusammenhänge, weder im Hinblick auf die Bevorzugung bestimmter Darreichungsformen noch hinsichtlich der sonstigen, in Punkt 4.2.3 aufgeführten Präferenzen.

<u>4.3.1.1.2 Erkrankungsschwere ~ Patientenpräferenzen</u>

Da für die Bewertung der Schwere der Erkrankung durch Ärzte und Patienten jeweils zwei unterschiedliche Instrumente zum Einsatz kamen, war die Frage von Interesse, inwieweit diese Werte miteinander korrelieren. Die Ergebnisse der Korrelationsrechnungen sind in den Tabellen 19 (Visite 1) und 20 (Visite 2) zusammengefasst.

Korrelationen (Signifikanzniveau)	Arzt		Patient	
Messinstrumente	PASI* (n=218)	GCA (n=215)	Gesundheitsskala (n=213)	DLQI (n=218)
PASI* (n=218)	-	+,659 (p=,000**)	-,257 (p=,000**)	+,302 (p=,000**)
GCA (n=215)	+,659 (p=,000**)	-	-,221 (p=,001**)	-,211 (p=,002**)
Gesundheitsskala (n=213)	-,257 (p=,000**)	-,221 (p=,001**)	-	-,475 (p=,000**)
DLQI (n=218)	+,302 (p=,000**)	-,211 (p=,002**)	-,475 (p=,000**)	-

* Vor der Korrelationsrechnung wurde die Variable transformiert, da die Ergebnisse nicht normalverteilt vorlagen.
** Die Korrelationen sind auf dem Niveau von 0,01 (2-seitig) signifikant.
Tabelle 19: Korrelation zwischen arzt- und patientendef. Krankheitsschwere, t1

Alle bei Visite 1 zur Definition der Krankheitsschwere erhobenen Werte korrelieren in statistisch signifikantem Maß, die jeweiligen Einschätzungen durch den Arzt und den Patienten stimmen demnach überein. Deutliche Korrelationen zeigen sich zwischen Gesundheitsskala und DLQI, insbesondere aber zwischen PASI und GCA. Sowohl die Ärzte als auch die Patienten kamen also mit unterschiedlichen Messinstrumenten zur gleichen Bewertung der Schwere der Psoriasis.

Die Korrelationsrechnungen mit den gleichen, bei Visite 2 erhobenen Werten ergaben ebenfalls überwiegend statistisch signifikante Zusammenhänge, abgesehen von den Korrelationen zwischen DLQI und den arztdefinierten Schweregrad-Werten:

Korrelationen (Signifikanzniveau)	Arzt		Patient	
Messinstrumente	PASI* (n=200)	GCA (n=198)	Gesundheitsskala* (n=200)	DLQI (n=202)
PASI* (n=200)	-	+,707 (p=,000**)	-,312 (p=,000**)	-,037 (p=,605)
GCA (n=198)	+,707 (p=,000**)	-	-,342 (p=,000**)	+,122 (p=,087)
Gesundheitsskala* (n=200)	-,312 (p=,000**)	-,342 (p=,000**)	-	-,375 (p=,000**)
DLQI (n=202)	-0,037 (p=,605)	+,122 (p=,087)	-,375 (p=,000**)	-

* Vor der Korrelationsrechnung wurden die Variablen transformiert, da die Ergebnisse nicht normalverteilt vorlagen.
** Die Korrelationen sind auf dem Niveau von 0,01 (2-seitig) signifikant.
Tabelle 20: Korrelation zwischen arzt- und patientendef. Krankheitsschwere, t2

Bei der Prüfung des Zusammenhangs zwischen der Schwere der Erkrankung (zu t1) und den Patientenpräferenzen ergab sich lediglich eine statistisch signifikante, schwach positive Korrelation zwischen dem DLQI und der Sympathie für Tabletten (Korrelation: +,139; p=,045): je höher der DLQI und damit die subjektiv empfundene Krankheitsschwere, desto „sympathischer" waren den Patienten Tabletten im Vergleich zu Studienpatienten mit einem niedrigeren DLQI. Die zweite Hypothese muss somit verworfen werden.

4.3.1.2 Hypothese 3: Patientenbelastung – Art der Therapie

Wie belastend die Behandlung für die Patienten ist, hängt von der Art der Therapie ab. Die empfundene Belastung unterscheidet sich signifikant je nach Behandlungsart.

In der Annahme, dass die vom Patienten empfundene Belastung durch die Therapie eher von der Art der Behandlung als von den Wirkstoffen beeinflusst wird, wurden für die im Folgenden beschriebenen Tests die gruppierten Therapien herangezogen. Wie belastet sich die Patienten durch ihre Behandlung fühlten, differierte in signifikanter Weise in Abhängigkeit von der Art der Behandlung. So wurden im Hinblick auf die letzte Therapie bei allen 4 Fragen zur empfundenen Belastung statistisch hoch signifikante Unterschiede je nach Art der Behandlung festgestellt, die sich hinsichtlich der aktuellen Therapie noch bezüglich der Faktoren „großer Zeitaufwand" und „tägliche Behandlungszeit" zeigten. Im Einzelnen sind die Ergebnisse in den Abbildungen 43 bis 50 dargestellt.

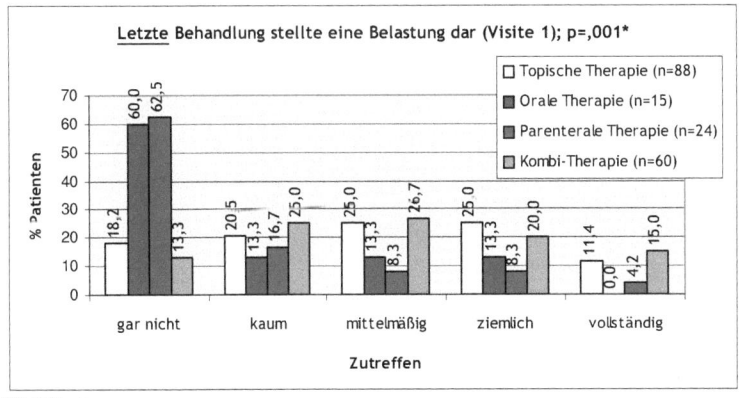

*Chi²-Test
Abbildung 43: Letzte Behandlung stellte für den Patienten eine Belastung dar

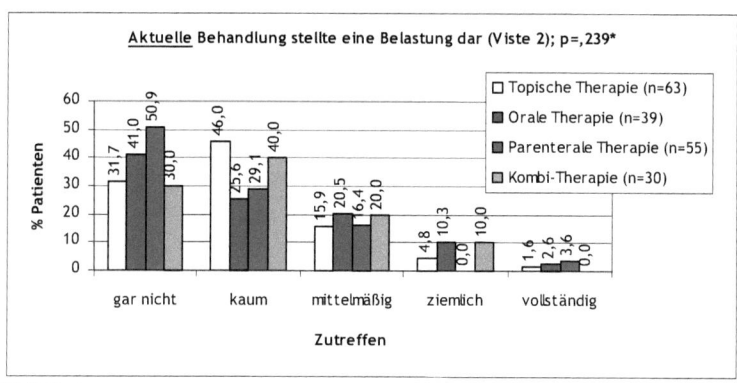

*Chi²-Test
Abbildung 44: Aktuelle Behandlung stellte für den Patienten eine Belastung dar

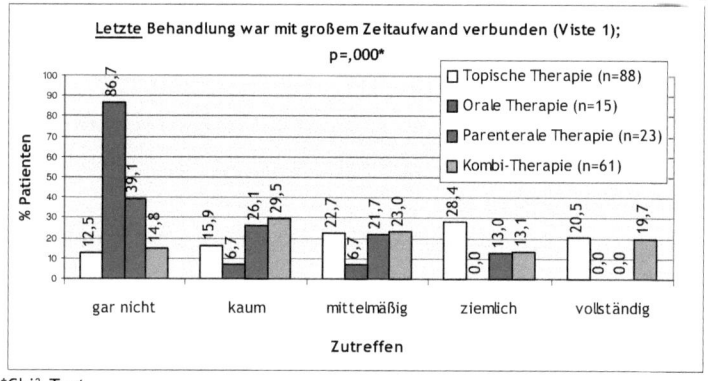

*Chi²-Test
Abbildung 45: Letzte Behandlung war mit großem Zeitaufwand verbunden

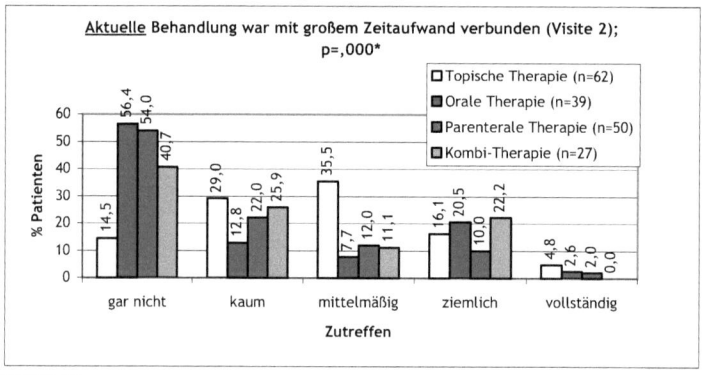

*Chi²-Test
Abbildung 46: Aktuelle Behandlung war mit großem Zeitaufwand verbunden

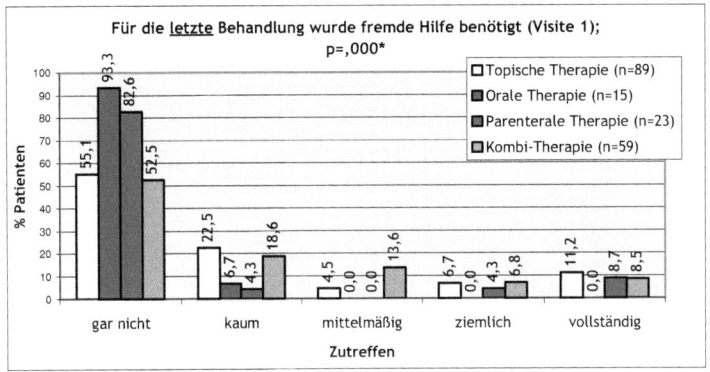

*Chi²-Test
Abbildung 47: Für die letzte Behandlung wurde fremde Hilfe benötigt

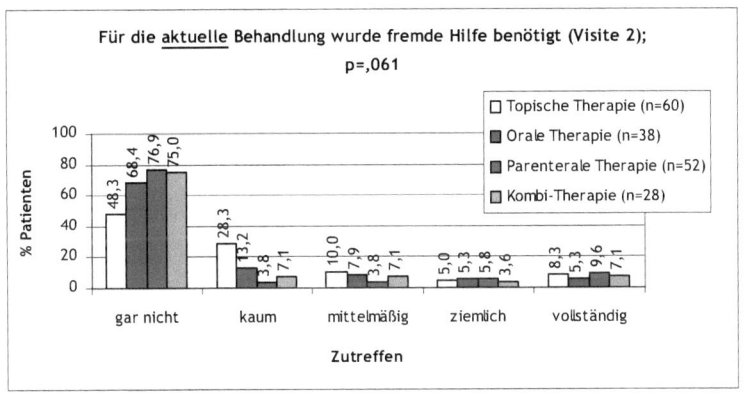

Abbildung 48: Für die aktuelle Behandlung wurde fremde Hilfe benötigt

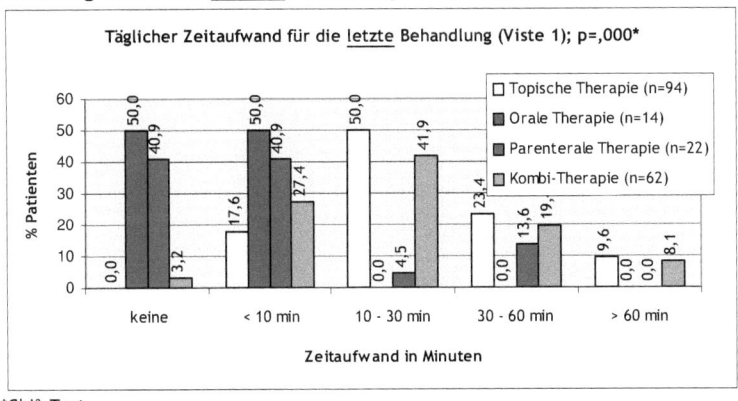

*Chi²-Test
Abbildung 49: Täglicher Zeitaufwand für die letzte Behandlung

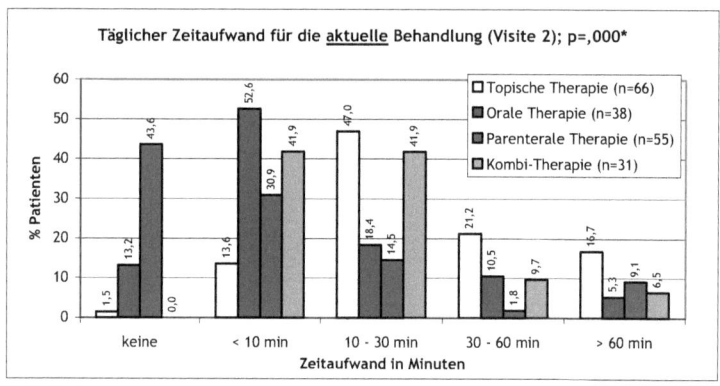

*Chi²-Test
Abbildung 50: Täglicher Zeitaufwand für die aktuelle Behandlung

Die dritte Hypothese wird mit diesen Auswertungsergebnissen bestätigt.

4.3.1.3 Hypothese 4: Präferenzen – demografische Patientendaten

Die Patientenpräferenzen werden von den demografischen Patientendaten beeinflusst. Insbesondere wurde angenommen, dass Frauen größeren Wert auf gute Verträglichkeit der Arzneimittel legen als Männer, dass Berufstätige zu seltener anzuwendenden Darreichungsformen tendieren und dass ältere Patienten weniger gerne Kapseln und Tabletten schlucken als jüngere.

Die Überprüfung des Einflusses von Alter, Geschlecht, Familienstand, Berufstätigkeit und Schulbildung auf die Patientenpräferenzen ergab Folgendes: Männern waren Tropfen (p=0,042), Brausetabletten (p=0,032), Pens (p=0,017) und Implantate (p=0,002) signifikant „sympathischer" als Frauen. Die Ergebnisse sind in den Abbildungen 51 bis 54 grafisch dargestellt.

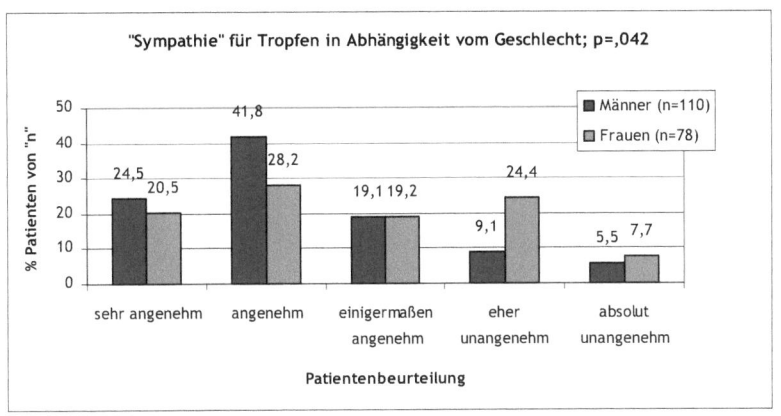

Abbildung 51: „Sympathie" für Tropfen in Abhängigkeit vom Geschlecht

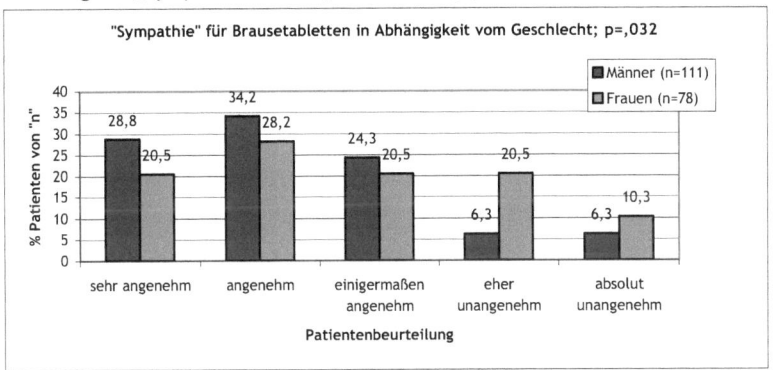

Abbildung 52: „Sympathie" für Brausetabletten in Abhängigkeit vom Geschlecht

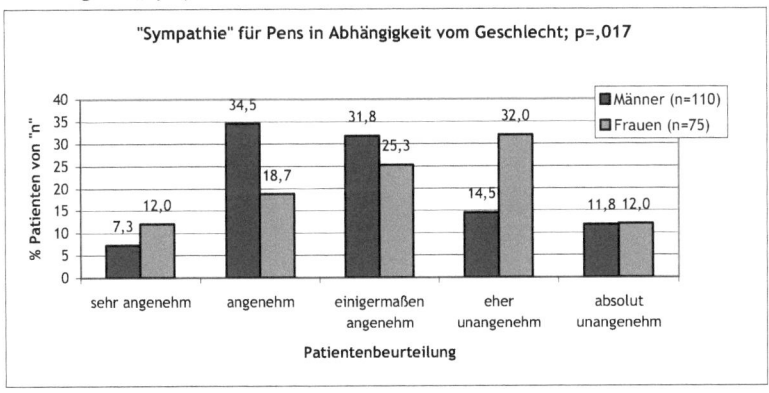

Abbildung 53: „Sympathie" für Pens in Abhängigkeit vom Geschlecht

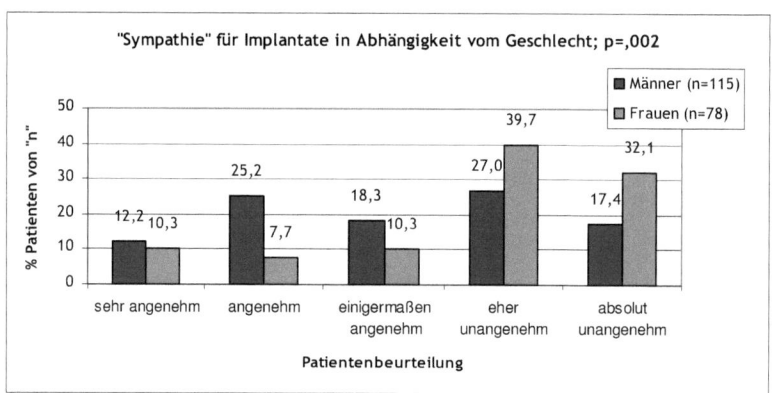

Abbildung 54: „Sympathie" für Implantate in Abhängigkeit vom Geschlecht

Rechnerisch ergaben sich zudem Unterschiede zwischen Berufstätigen und nicht Berufstätigen in Bezug auf die Sympathie für Spritzen (p=0,014), Druckluft (p=0,044) und Pflaster (p=0,004), die sich jedoch auf eine unterschiedliche Verteilung der Beurteilungen beschränken; eine Tendenz ist nicht erkennbar. Ebenso wenig relevant ist eine schwach negative Korrelation (-,163; p=0,025) zwischen der Schulbildung und der „Sympathie" für Implantate.

Bezüglich der sonstigen Präferenzen zeigte sich ein statistisch signifikanter Zusammenhang zwischen Geschlecht und der Bevorzugung von oraler oder parenteraler Applikation (p=,039): Frauen war die Einnahme im Vergleich zur Spritze tendenziell deutlich lieber als Männern, denen die Applikationsweise in mehr als der Hälfte der Fälle egal war (siehe Abbildung 55).

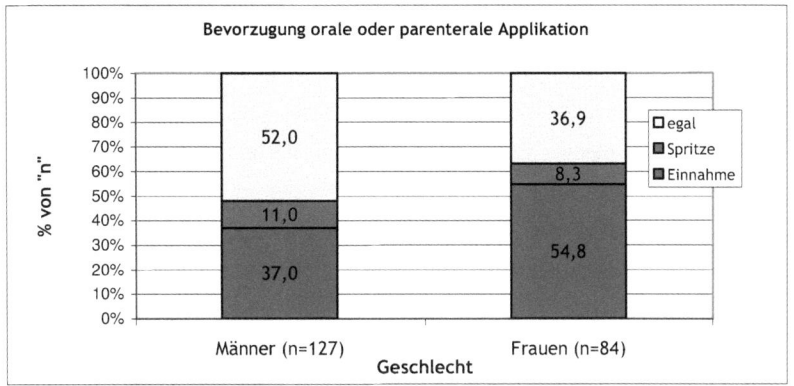

Abbildung 55: Bevorzugung von oraler oder parenteraler Applikation ~ Geschlecht

Darüber hinaus ließ sich ein deutlicher Zusammenhang zwischen dem Geschlecht und dem Aspekt „wenig Nebenwirkungen sind wichtig" feststellen: Frauen war es wesentlich wichtiger als Männern, dass möglichst wenig UAW auftreten (p=,010).

Die Hypothese bestätigt sich damit allein in dem Punkt, dass Frauen mehr Wert auf nebenwirkungsfreie Therapien legten als Männer.

4.3.2 Hypothesenunabhängige Subgruppenanalysen

4.3.2.1 Compliance und Zufriedenheit ~ Erkrankungsschwere u. -dauer

4.3.2.1.1 Compliance ~ Schwere und Dauer der Erkrankung

Es konnten keine statistisch signifikanten Zusammenhänge zwischen Compliance und klinischer (PASI und GCA) oder subjektiver (DLQI und Gesundheitsskala) Krankheitsschwere festgestellt werden, weder bei der letzten noch bei der aktuellen Therapie. Gleiches gilt für die Dauer der Erkrankung und eventuelle Einflüsse auf die Compliance.

4.3.2.1.2 Patientenzufriedenheit ~ Schwere und Dauer der Erkrankung

4.3.2.1.2.1 Patientenzufriedenheit ~ Schwere der Erkrankung

Die durchschnittliche Patientenzufriedenheit (skaliert: 1=sehr zufrieden; 2=mäßig zufrieden; 3=eher nicht zufrieden; 4=sehr unzufrieden) zu Visite 1 lag bei 2,34 (MW; n=197), zu Visite 2 bei 1,42 (MW; n=198), die Patienten waren demnach mit der aktuellen Therapie deutlich zufriedener als mit ihrer letzten Psoriasis-Behandlung.

Inwiefern die Patientenzufriedenheit mit der arzt- und patientendefinierten Krankheitsschwere korrelierte, ist in Tabelle 21 dargestellt. Für die Rechnungen zu Visite 2 wurden die Differenzen zwischen den Schweregrad-Werten von t1 und t2 zugrunde gelegt, da diese bezüglich des Nutzens, den die Patienten durch die Behandlung erfahren haben, aussagekräftiger sind als die jeweiligen Werte von t2.

Korrelationen (Signifikanzniveau)	PASI	GCA	Gesundheits-skala	DLQI
Patientenzufriedenheit mit letzter Therapie (t1)	+,046 (p=,521)	+,022 (p=,759)	-,027 (p=,713)	+,113 (p=,115)
	PASI_diff	GCA_diff	GSK_diff	DLQI_diff
Patientenzufriedenheit mit aktueller Therapie (t2)	-,228 (p=,001*)	-,332 (p=,000*)	-,179 (p=,013)	-,239 (p=,001*)

* Die Korrelationen sind auf dem Niveau von 0,01 (2-seitig) signifikant.
Tabelle 21: Korrelationen zwischen Patientenzufriedenheit und Schwere der Psoriasis

Es zeigten sich mäßig ausgeprägte, aber statistisch signifikante Korrelationen zwischen der Zufriedenheit der Patienten mit der aktuellen Therapie und allen vier Schweregrad-Differenzen: Die Zufriedenheit der Patienten war tatsächlich größer, je größer die Differenz zwischen den Schweregrad-Werten von t1 und t2 war.

Auch der PBI ist als Maß für die Patientenzufriedenheit anzusehen. Daher wurden eventuelle Korrelationen zwischen PBI und den Schweregrad-Differenzwerten ebenfalls überprüft. Die Ergebnisse sind in Tabelle 22 zusammengefasst.

Korrelationen (Signifikanzniveau)	Arzt		Patient	
Messinstrumente	PASI_diff	GCA_diff	GSK_diff	DLQI_diff
PBI*	+,289 (p=,000**)	+,315 (p=,000**)	+,351 (p=,000**)	+,207 (p=,003**)

* Vor der Korrelationsrechnung wurde die Variable transformiert, da die Ergebnisse nicht normalverteilt vorlagen.
** Die Korrelationen sind auf dem Niveau von 0,01 (2-seitig) signifikant.
Tabelle 22: Korrelationen zw. PBI und Differenzen der Schweregrad-Werte von t1 u. t2

Die Korrelationsrechnungen ergaben einen Zusammenhang zwischen PBI und den Schweregrad-Differenzwerten, der in allen vier Fällen statistisch hoch signifikant ist.

4.3.2.1.2.2 Patientenzufriedenheit - Dauer der Erkrankung

Die Prüfung der Zufriedenheit mit der Therapie in Abhängigkeit von der Erkrankungsdauer ergab überraschenderweise, dass die Patienten mit der letzten Behandlung umso zufriedener waren, je länger sie bereits an ihrer Psoriasis erkrankt waren (p=,008).

4.3.2.2 Compliance und Zufriedenheit - Art der Therapie

4.3.2.2.1 Compliance - Art der Therapie

Für die Prüfung eines Zusammenhangs zwischen Art der Behandlung und Compliance wurden erneut die zu Gruppen zusammengefassten Therapien herangezogen. Es wurde ein deutlicher Einfluss der Art der Therapie auf die Compliance festgestellt, der sowohl für Visite 1 als auch für Visite 2 statistisch signifikant war. Einzelheiten sind den Tabellen 23 und 24 sowie den Abbildungen 56 und 57 zu entnehmen.

Letzte Therapie (gruppiert) [% Patienten]	immer	meistens	unregelmäßig	überwiegend nicht	gar nicht
topische Therapie (n=93)	37,6	51,6	9,7	1,1	0,0
orale Therapie (n=15)	86,7	13,3	0,0	0,0	0,0
parenterale Therapie (n=24)	95,8	4,2	0,0	0,0	0,0
Kombi-Therapie (top.+syst.) (n=63)	60,3	36,5	0,0	1,6	1,6
keine Vortherapie (n=2)	-	-	-	-	-

Tabelle 23: Compliance während letzter Therapie - Art der Behandlung

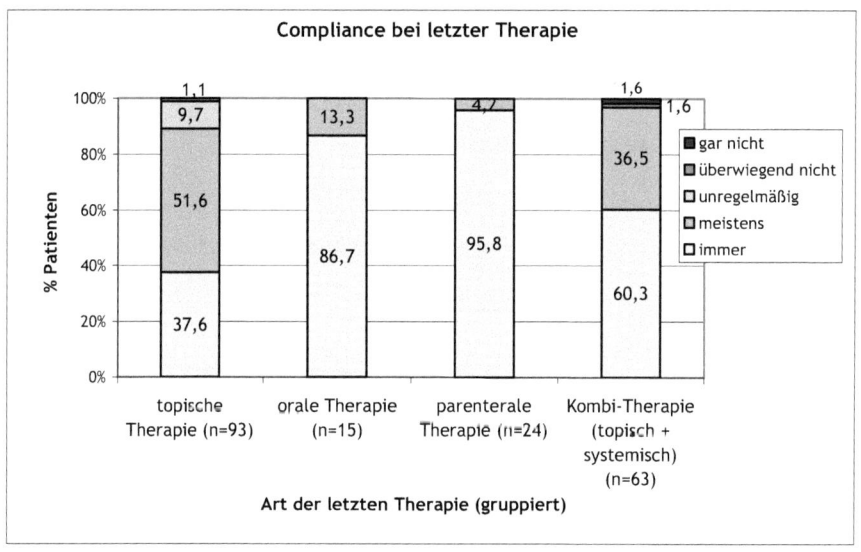

Abbildung 56: Compliance während letzter Therapie ~ Art der Behandlung

Aktuelle Therapie (gruppiert)	immer	meistens	unregelmäßig	überwiegend nicht	gar nicht
topische Therapie (n=71)	70,4	29,6	0,0	0,0	0,0
orale Therapie (n=40)	77,5	22,5	0,0	0,0	0,0
parenterale Therapie (n=56)	91,1	8,9	0,0	0,0	0,0
Kombi-Therapie (top.+syst.) (n=31)	74,2	25,8	0,0	0,0	0,0

Tabelle 24: Compliance während aktueller Therapie ~ Art der Behandlung [% Patienten]

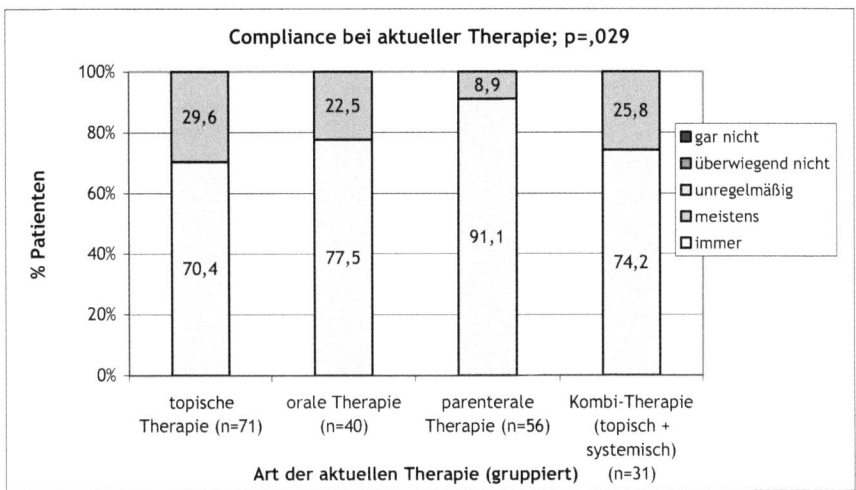

Abbildung 57: Compliance während aktueller Therapie - Art der Behandlung

4.3.2.2.2 Patientenzufriedenheit - Art der Therapie

Es gab keinen signifikanten Zusammenhang zwischen Art der Therapie und Patientenzufriedenheit (weder zu t1 noch zu t2).

4.3.2.3 Compliance und Zufriedenheit - demografische Patientendaten

4.3.2.3.1 Compliance - demografische Patientendaten

Alter, Geschlecht, Familienstand, Berufstätigkeit und Schulbildung hatten keinen statistisch signifikanten Einfluss auf die Compliance während der letzten Therapie.

Auf die Compliance während der aktuellen Therapie hatte lediglich der Familienstand signifikanten Einfluss (p=,019). In Abbildung 58 ist zu erkennen, dass die Compliance der ledigen Studienteilnehmer etwas weniger gut war als bei den übrigen Patienten.

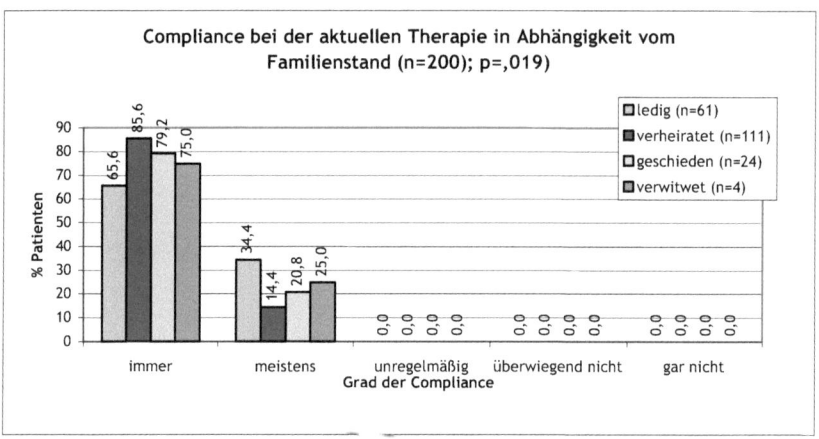

Abbildung 58: Compliance während aktueller Therapie – Familienstand

4.3.2.3.2 Patientenzufriedenheit – demografische Patientendaten

Geschlecht und Berufstätigkeit hatten keinen Einfluss auf die Patientenzufriedenheit mit der letzten (t1) oder aktuellen Therapie (t2). Es war eine schwache, aber statistisch signifikante Korrelation zwischen dem Alter der Patienten und ihrer Zufriedenheit mit der letzen Behandlung festzustellen (-,202; p=,006): Je älter die Patienten, desto zufriedener waren sie mit ihrer letzten Therapie. Die Schulbildung der Patienten hatte einen statistisch signifikanten Einfluss auf ihre Zufriedenheit sowohl mit der letzten (p=,045) als auch mit der aktuellen Therapie (p=,046): Je höher die Schulbildung, desto weniger zufrieden waren die Patienten mit der Behandlung.

Statistisch signifikante Unterschiede in der Zufriedenheit mit der letzten Therapie (t1) zeigten sich darüber hinaus in Abhängigkeit vom Familienstand (p=0,019). Abbildung 59 lässt erkennen, dass geschiedene Patienten tendenziell zufriedener und ledige tendenziell weniger zufrieden mit der letzten Psoriasis-Behandlung waren.

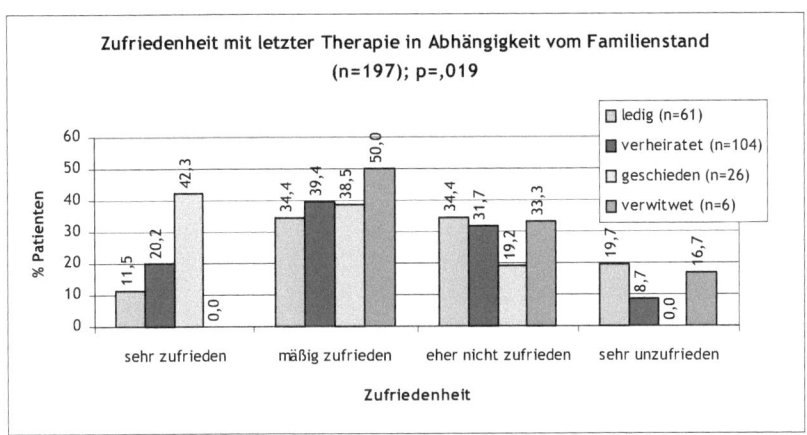

Abbildung 59: Zufriedenheit mit der letzten Therapie – Familienstand

4.3.2.4 Präferenz Darreichungsformen – sonstige Medikation

Es wurde geprüft, ob unter den Darreichungsformen zur systemischen Applikation einige eher von denjenigen Patienten bevorzugt werden, die die Frage nach Einnahme sonstiger Medikation mit „ja" beantwortet hatten und entsprechend an eine regelmäßige Arzneimittelanwendung gewöhnt sind. Die durchgeführten Tests ergaben statistisch signifikante Unterschiede in den beiden Gruppen in Bezug auf Tabletten, Tropfen, Lutschtabletten, Brausetabletten, Pens und die nadelfreie Applikation mittels Druckluft. Alle diese Darreichungsformen sind denjenigen Patienten etwas sympathischer, die keine sonstigen Arzneimittel regelmäßig nehmen müssen. Die grafischen Darstellungen der Patientenbewertungen in den folgenden Abbildungen 60 bis 65 zeigen jedoch, dass die Verteilung der Antworten nicht unbedingt auf eine praktische Relevanz der Rechenergebnisse schließen lässt.

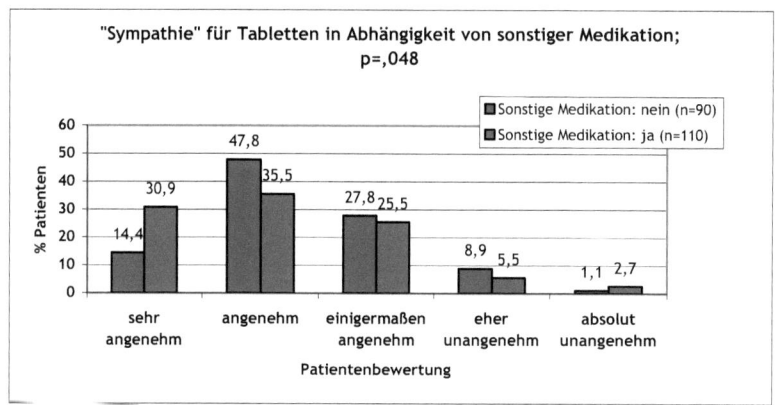

Abbildung 60: „Sympathie" für Tabletten in Abhängigkeit von sonstiger Medikation

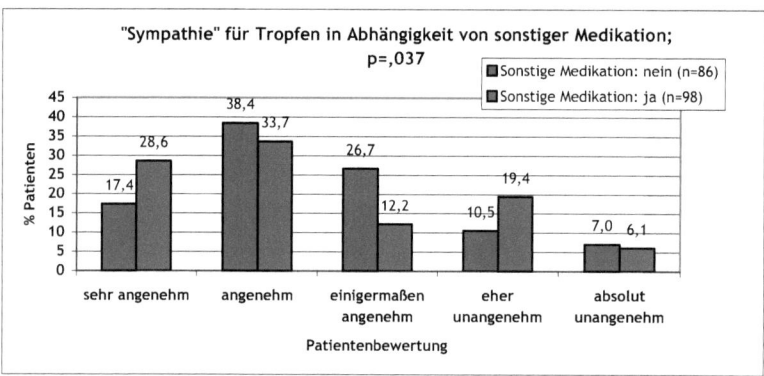

Abbildung 61: „Sympathie" für Tropfen in Abhängigkeit von sonstiger Medikation

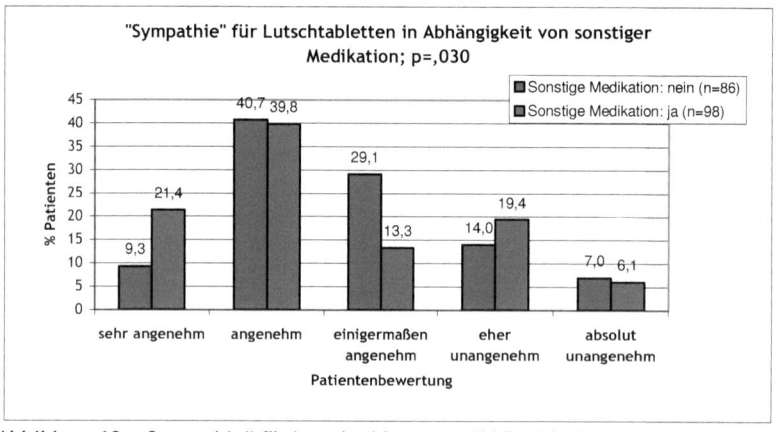

Abbildung 62: „Sympathie" für Lutschtabletten in Abhängigkeit von sonstiger Medikation

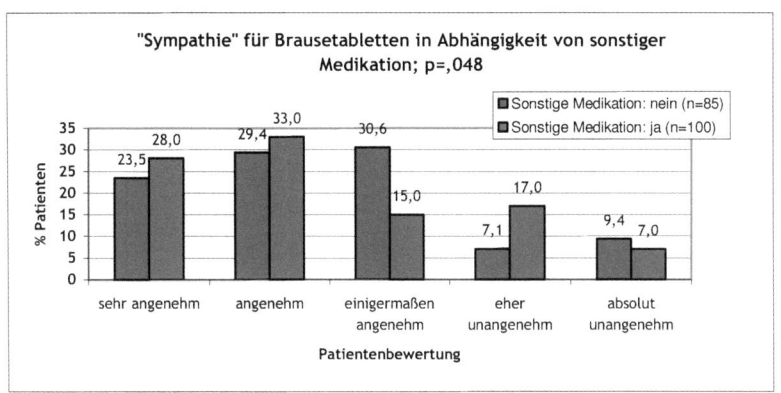

Abbildung 63: „Sympathie" für Brausetabletten in Abhängigkeit von sonstiger Medikation

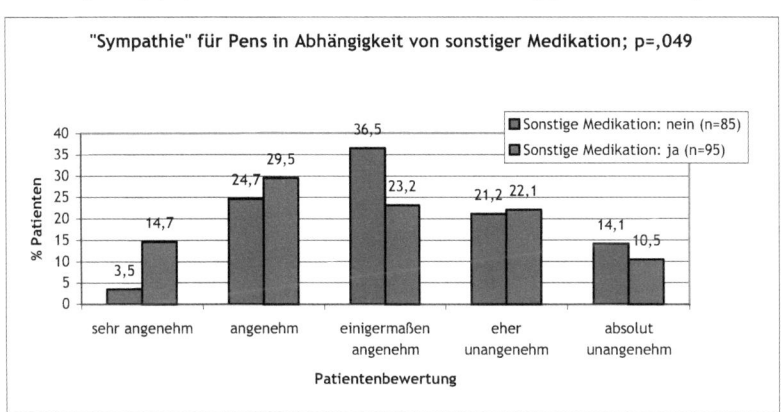

Abbildung 64: „Sympathie" für Pen in Abhängigkeit von sonstiger Medikation

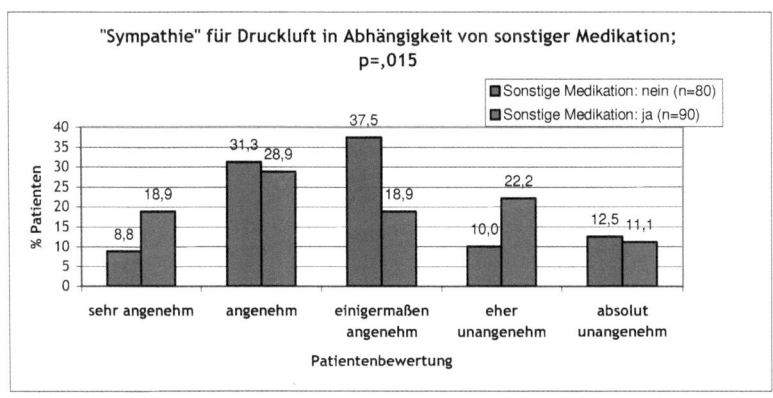

Abbildung 65: „Sympathie" für Druckluft in Abhängigkeit von sonstiger Medikation

4.3.2.5 Risiken und Mühen ~ Erkrankungsschwere u. -dauer

Es wurde kein Zusammenhang zwischen Erkrankungsdauer und der Bereitschaft, Risiken und Mühen in Kauf zu nehmen, festgestellt.

Die Tests auf Einfluss der Erkrankungsschwere ergaben hingegen, dass die Risikobereitschaft bei Patienten mit höherem PASI sinkt: ein höherer PASI ist mit einer geringeren Bereitschaft assoziiert, potenzielle UAW eines vielversprechenden, neuen Arzneimittels in Kauf zu nehmen ($p=,036$).

4.3.2.6 Risiken und Mühen ~ demografische Patientendaten

Die Nutzen-Risiko-Abwägung in Abhängigkeit vom Geschlecht der Patienten ergab, dass Frauen deutlich eher als Männer bereit wären, eine verzögerte Wirksamkeit für eine gute Verträglichkeit in Kauf zu nehmen ($p=0,037$). Die weiteren Subgruppenanalysen ergaben keine signifikanten Ergebnisse im Hinblick auf unterschiedliche Nutzen-Risiko-Bewertungen.

4.3.2.7 Therapieerfolg ~ Bewertung der aktuellen Therapie

Der Therapieerfolg ist beispielsweise in der Differenz der Schweregrad-Einschätzungen zwischen Visite 1 und 2 zu erkennen: je größer die Differenz, desto mehr hat der Patient von der Behandlung profitiert. Entsprechend wurde auf Zusammenhänge zwischen der Bewertung der Therapie und den Schweregrad-Differenzen geprüft.

Von einzelnen Ausnahmen abgesehen ergaben alle Tests signifikante Korrelationen zwischen den „Bewertungs-Items" und den Differenzen der „Schweregrad-Items". In Tabelle 25 sind für die Darstellung des Zusammenhangs hinsichtlich der Schweregrad-Bewertung durch Arzt und Patienten beispielhaft die jeweiligen Differenzen der PASI- und DLQI-Werte ausgewählt worden. Es zeigt sich, dass die Bewertung der Therapie durch die Patienten tendenziell umso besser ausfällt, je mehr sie davon profitiert hatten.

"Bewertungs-Items"	"Schweregrad-Items"	
	PASI_diff	DLQI_diff
Erwartungen an die Behandlung haben sich erfüllt	SK ,325 p=,000	SK ,202 p=,005
Aktuell erreichter Hautzustand genügt	SK ,356 p=,000	SK ,221 p=,002
Therapie war mit UAW verbunden	SK-,264 p=,000	SK-,081 p=,258
Patient würde Therapie wieder machen	SK ,207 p=,004	SK-,158 p=,026

Tabelle 25: Bewertung der aktuellen Therapie – Therapieerfolg

4.4 ZENTRUMSUNTERSCHIEDE

Die systematische Überprüfung der Einflüsse verschiedener Faktoren auf die Auswertungsergebnisse ließ nennenswerte Unterschiede im Hinblick auf die 8 Studienzentren erkennen. So ist in Abbildung 66 die jeweilige Schweregrad-Differenz zwischen t1 und t2 in Abhängigkeit von den Zentren dargestellt.

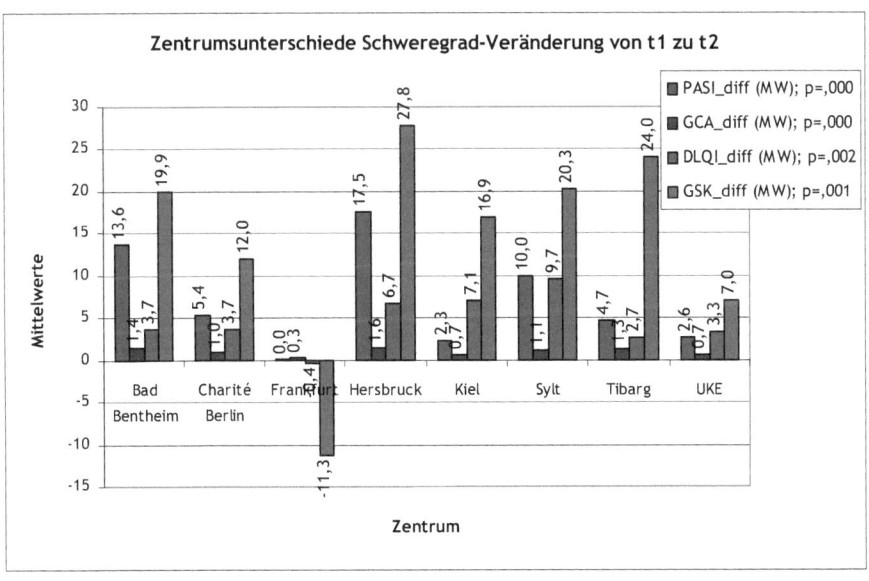

Abbildung 66: Schweregradveränderung von t1 zu t2 - Zentrumsunterschiede

Auch hinsichtlich der Zufriedenheit mit der aktuellen Therapie gab es statistisch signifikante Unterschiede (p=,000), die allerdings vor dem Hintergrund der sehr unterschiedlichen Patientenzahlen zu relativieren sind.

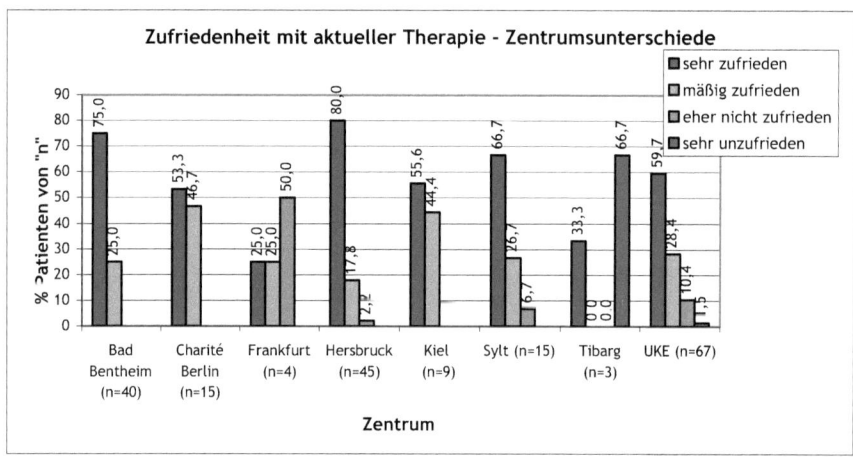

Abbildung 67: Zufriedenheit mit aktueller Therapie - Zentrumsunterschiede

Ähnliches galt für die Bewertung der aktuellen Therapie, die zwar in Abhängigkeit von den Zentren ebenfalls statistisch signifikante Unterschiede erkennen lässt, die jedoch bei näherer Betrachtung weniger bemerkenswert sind.

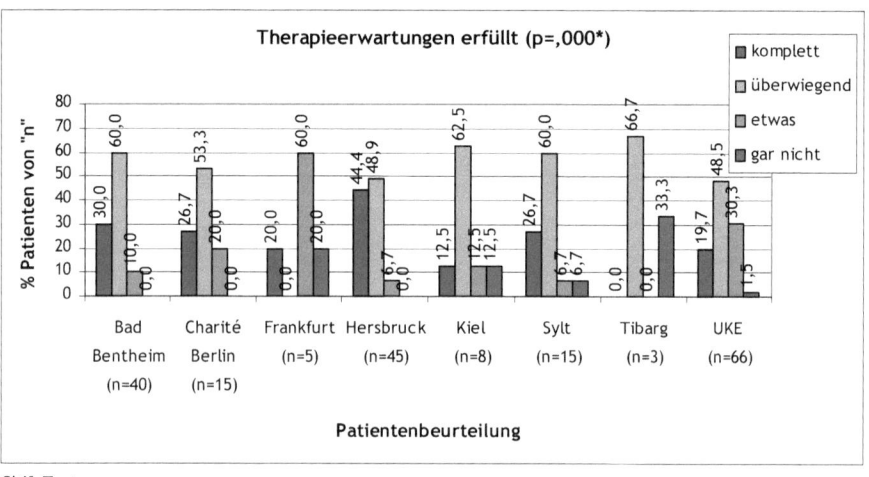

*Chi²-Test
Abbildung 68: Erfüllung der Therapieerwartungen

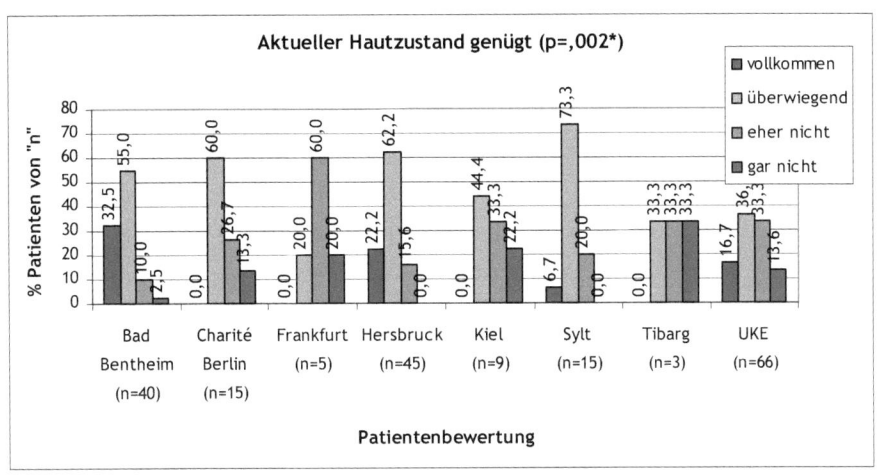

*Chi²-Test
Abbildung 69: Zufriedenheit mit aktuellem Hautzustand

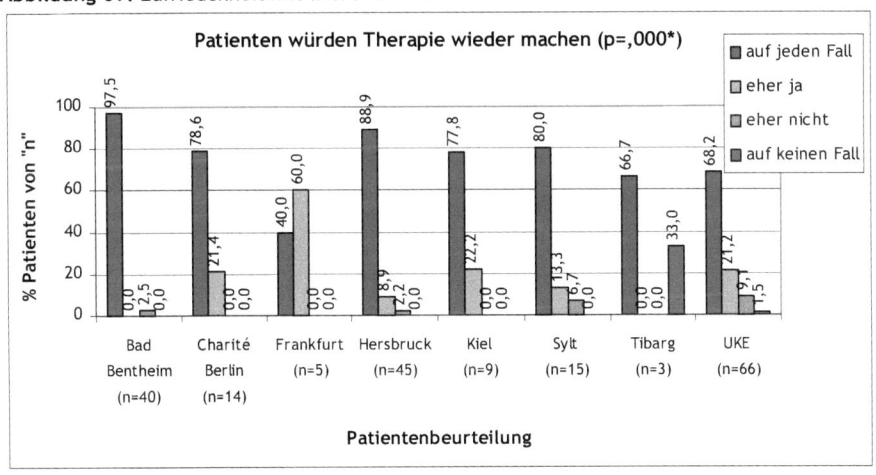

*Chi²-Test
Abbildung 70: Bereitschaft zur Wiederholung der Therapie

Bei der Bewertung dieser Ergebnisse ist zudem zu berücksichtigen, dass es sich in Bad Bentheim, Hersbruck und auf Sylt um stationäre Patienten handelte, während die Patienten in allen anderen Zentren ambulant behandelt wurden.

5 DISKUSSION

Mit den für die Beobachtungsstudie PsoComp erstellten CRFs wurden die Fragestellungen einer weiteren Studie abgedeckt, die der Klärung der patientenseitgen Relevanz von klinischen Outcomes (hier insbesondere des PASI und seiner Veränderungen (Verbesserungen des PASI um 50%, 75% oder 90% des Ausgangswertes sowie „Delta-PASI" = ΔPASI) in der Psoriasis-Therapie dient und sich somit den Zusammenhängen zwischen der Lebensqualität der Patienten und den Parametern des klinischen Schweregrades widmet. Es bot sich an, für beide Studien das gleiche Patientenkollektiv zu nutzen, zumal es große Überschneidungen hinsichtlich der erhobenen Angaben zu Soziodemografie, Vorerkrankungen und -therapien und der eingesetzten Outcomes-Parameter (PASI, DLQI, GCA, Gesundheitsskala, PBI etc.) gibt.

Dennoch enthalten die Prüfbögen Items und Messinstrumente, die für die hier beschriebenen und diskutierten Fragestellungen zu Patientenpräferenzen und Compliance in der Psoriasis-Behandlung nicht relevant sind und daher nicht mit ausgewertet wurden. Hierzu gehören:

- genauere Angaben zur Lebenssituation (Anzahl Personen im Haushalt)
- aktuelle Dauer der Arbeitsunfähigkeit
- Häufigkeit der Arztbesuche
- Anzahl von der Psoriasis betroffener Nägel
- „Kästchenmann" zur grafischen Darstellung der Ausdehnung der Psoriasis durch die Patienten
- Begleiterkrankungen im Einzelnen
- Details zur Abklärung der PsA-Diagnose sowie zum PsA-bedingten Gelenkstatus.

5.1 STICHPROBENBESCHREIBUNG / PATIENTENKOLLEKTIV

Im Vergleich mit der deutschen Gesamtbevölkerung fällt bei den Studienpatienten ein höherer BMI und ein deutlich niedrigerer Anteil an privat Versicherten auf. Eine Psoriasis ist häufig mit Übergewicht und Erkrankungen des metabolischen Syndroms assoziiert (Augustin, Reich et al. 2010), was sich bei diesem Patientenkollektiv erneut bestätigt. Der geringe Anteil an privat versicherten Personen könnte auf einen niedrigeren Bildungsstand schließen lassen, was bei den Subgruppenanalysen zu berücksichtigen wäre. Dies trifft allerdings nicht zu, das Schulbildungsniveau der Studienpatienten entspricht in etwa dem bundesdeutschen Durchschnitt.

5.1.1 Anamnestische und klinische Daten

Arzt- und patientendefinierte Krankheitsschwere zu t1 und t2

Die klinisch relevante, deutliche Verringerung der Krankheitsschwere von t1 zu t2 ist vor dem Hintergrund bemerkenswert, dass der Großteil der Patienten auch in den Monaten vor Einschluss in die Studie aufgrund der Psoriasis in ärztlicher Behandlung war. Auch der Unterschied in der Patientenzufriedenheit mit der letzten und der aktuellen Therapie lässt Rückschlüsse darauf zu, dass spezialisierten Dermatologen von den Patienten nicht nur deutlich größeres Vertrauen entgegengebracht wird als auf dem Gebiet der Dermatologie weniger erfahrenen Ärzten (Storm, Andersen et al. 2008), sondern die Behandlungsergebnisse dieses Vertrauen auch rechtfertigen.

Begleiterkrankungen

Der hohe Prozentsatz an Begleiterkrankungen wie koronarer Herzkrankheit (27,5%), Hyperlipidämie (10,6%) und Depressionen (13,8%) ist charakteristisch für Patienten mit Psoriasis (Augustin, Reich et al. 2010). Wie oben bereits erwähnt, wurden die vorliegenden Begleiterkrankungen der Patienten bei der Auswertung dieser Studie nicht weitergehend beleuchtet. Für die Subgruppenanalysen wurde das Kriterium „Sonstige Medikation: ja/nein" herangezogen, wobei die dauerhafte Applikation von sonstigen Arzneimitteln einen Zusammenhang mit dem Vorliegen von einer oder mehreren Begleiterkrankungen vermuten lässt.

Letzte und aktuelle Psoriasis-Therapie

Die Gruppierung der letzten und aktuellen Therapien (siehe Tabelle 21) lässt erkennen, dass die spezialisierten Prüfärzte dieser Studie deutlich mehr oral (20,0% vs 6,9%) oder parenteral zu applizierende (28,5% vs 11,1%) und weniger topisch anzuwendende Arzneimittel (35,5% vs 43,3%) verordnet haben als ihre Kollegen, die die letzte Therapie der Patienten ausgewählt hatten. Auch Kombinations-Therapien aus topischer und systemischer Behandlung, die von den Patienten als belastender empfunden wurden als systemische Monotherapien (siehe Hypothese 3), wurden von den Spezialisten seltener verordnet (16,0% vs 29,5%). In der S3-Leitlinie zur Therapie der Psoriasis vulgaris wird der Einsatz von Topika für die Behandlung bei leichter bis mittelschwerer und die Verordnung der etablierten oral oder parenteral anzuwendenden Psoriasis-Therapeutika bei mittelschwerer bis schwerer Psoriasis empfohlen (Nast, Boehncke et al. 2011). Da der PASI der Patienten dieser Studie mit einem Mittelwert von 13,9 deutlich höher liegt als die mittlere Krankheitsschwere der in hautärztlicher Behandlung befindlichen deutschen Psoriasis-Patienten, die einen mittleren PASI von 8,6 aufweisen (Augustin, Reich et al. 2007), tragen die spezialisierten Prüfärzte dieser Studie der Erkrankungsschwere der Patienten mit ihrer Medikamenten Auswahl offensichtlich Rechnung.

Die Divergenzen zwischen den Arzt- und Patientenangaben zur aktuellen Medikation wurden nicht vorausgesehen und überraschten sehr. Es muss unterstellt werden, dass multimorbide Patienten ihre Arzneimittel in manchen Fällen nicht eindeutig den einzelnen Erkrankungen zuordnen können. Weiterhin kann gemutmaßt werden, dass Patienten ihre letzte Therapie parallel weitergeführt haben.

Die Auflistung in Tabelle 15 lässt überdies erkennen, dass die Antworten der Patienten im Vergleich zu denen der Ärzte sehr lückenhaft sind, was wiederum besser nachvollziehbar ist als divergente Angaben. Im Nachhinein hat es sich allerdings darüber hinaus als methodischer Mangel herausgestellt, dass die Patienten für die Antworten zur aktuellen Medikation nur zwei Felder zur Verfügung hatten, die Ärzte jedoch drei Felder. Da es sich um Freitextfelder handelte, in denen ein Teil der Patienten mehr als zwei Arzneimittel bzw. Therapien notiert hatte, konnte der Mangel bei der Auswertung der Daten zwar teilweise kompensiert werden, ein Teil der Patienten hat sich aber vermutlich „künstlich" auf die Angabe von zwei Therapien beschränkt.

Vergleich mit weiteren Psoriasis-Studien des CVderm

Die auch für diese Studie genutzte, im Competenzzentrum Versorgungsforschung in der Dermatologie (CVderm) bereits validierte Methodik der Erhebung von Daten wie beispielsweise soziodemografischer, aber auch krankheits- und lebensqualitätsbezogener Parameter ermöglicht Aussagen über die Vergleichbarkeit des Patientenkollektivs mit einer großen Anzahl an Psoriasis-Patienten, die an anderen Studien teilgenommen haben.

Gewicht und BMI der PsoComp-Patienten liegen nicht nur im Vergleich mit der deutschen Gesamtbevölkerung, sondern auch im Vergleich mit anderen Psoriasis-Studienpatienten etwas höher. Darüber hinaus ist in anderen CVderm-Studien der Anteil an privat Versicherten größer und entspricht damit eher dem bundesdeutschen Durchschnitt. Gemäß der klinischen (PASI) und patientenseitigen (DLQI und EQ-5D-VAS) Einschätzung scheinen die in diese Studie eingeschlossenen Patienten tendenziell etwas schwerer von der Psoriasis betroffen zu sein als andere Studienpatienten des CVderm. Gleiches gilt für die Prävalenz von Nagelpsoriasis und Psoriasis-Arthritis. Im Großen und Ganzen weichen die soziodemografischen, klinischen und sonstigen krankheitsbezogenen Daten wie Fehltage und Erkrankungsdauer jedoch nicht nennenswert von den Daten anderer Studienpatienten ab, so dass sich die Ergebnisse der neuen Fragestellungen zu Behandlungspräferenzen und Compliance auf einer wissenschaftlich solideren Basis beleuchten lassen als im Fall eines isoliert dastehenden Patientenkollektivs.

Tabelle 26 zeigt die wichtigsten demografischen und Psoriasis-spezifischen Patientendaten im Vergleich zu den Patientenkollektiven anderer Studien, die im CVderm durchgeführt wurden.

Kurzbeschreibung:	Pso Pharm Apothekennetz n=241			Pso Health 05 Nat. Studie 2005 n=1511			PsoBest Nat. Register n=1709			Pso Health 07 Nat. Studie 2007 n=2009			PsoReal Nat. Studie DPB 2008 n=2449			PsoComp Studie zur Patientensicht n=218		
	Frauen	Männer	Gesamt	Frauen	Männer	Gesamt	Frauen	Männer	Gesamt	Frauen	Männer	Gesamt	Frauen	Männer	Gesamt	Frauen	Männer	Gesamt
Demographische und allgemeine Daten																		
Alter (MW) [Jahre]	52,9	51,5	52,3	51,4	50,0	50,6	40,1	59,9	47,4	52,2	51,1	51,5	55,5	58,1	57,0	46,8	46,7	46,8
Geschlecht [%]	55,7	44,3		42,2	57,8					43,7	56,9		44,8	55,2		39,4	60,6	
Gewicht (MW) [kg]	70,9	89,4	79,0				76,3	90,3	84,7	73,3	85,8	80,3	72,0	86,4	79,9	78,2	92,7	86,9
BMI (MW)	25,8	28,2	26,8				27,8	28,4	28,1	26,6	27,1	26,9	26,2	27,2	26,8	28,3	29,0	28,7
Gesetzl. KV ohne Zusatzvers.	76,4	71,9	74,4				86,4	85,2	85,7				66,7	61,2	63,7	83,5	83,8	83,7
Gesetzl. KV mit Zusatzvers.	15,3	14,0	14,7				8,5	5,8	6,8				20,0	17,8	18,9	11,8	10,0	10,7
Private Krankenversicherung	6,9	14,0	10,1				2,6	6,8	5,1				13,3	21,0	17,4	3,5	2,3	2,8
AUB letzte 12 Monate (MW) [Tage]	6,3	14,5	10,3	5,4	4,5	4,9	14,5	8,6	10,7	3,5	4,2	4,0	10,3	6,5	8,0	4,3	6,8	5,9
Versorgungsbezogene Angaben																		
Erkrankungsdauer (MW) [Jahre]	19,8	17,1	19,1	18,1	17,3	17,6	19,8	17,5	18,5	22,5	23,6	21,3	34,3	33,7	34,0	20,3	17,4	18,5
Prävalenz Nagelpsoriasis [%]	55,7	59,6	57,5	42,3	52,4	48,1	45,8	62,7	55,9	29,2	41,4	35,6	67,3	77,3	72,8	56,3	65,1	61,7
Prävalenz PsA [%]	11,4	23,6	16,8	17,8	17,5	17,6	23,0	19,9	21,2	19,9	18,6	19,1	36,8	33,4	34,7	32,4	21,3	25,8
PASI (MW) (t1)			k.A.	9,9	12,4	11,4	14,3	15,7	15,1	9,0	11,0	10,1				13,9	13,9	13,9
DLQI (MW) (t1)	8,2	7,5	7,9	8,9	8,3	8,6	12,1	10,3	11,0	7,8	7,2	7,5	7,3	6,1	6,7	12,3	10,2	11,0
EQ-5D VAS (MW) (t1)	60,4	62,0	61,1	63,4	65,2	64,4	50,0	55,9	53,5	62,5	65,9	64,5	60,6	63,0	62,0	48,3	57,0	53,6
PBI (MW)	1,8	1,9	1,9				3,5	3,3	3,4	2,5	2,5	2,5	2,2	2,4	2,3	2,6	2,8	2,7

Tabelle 26: Vergleich von Patientendaten zwischen PsoComp und anderen Psoriasis-Studien des CVderm

5.2 FRAGESTELLUNGEN

5.2.1 Compliance und Non-Compliance-Gründe

Die Auswertungsergebnisse zur Belastung durch die Therapie, Patientenzufriedenheit, Compliance und Non-Compliance-Gründe zeigen, dass die aktuelle Therapie von den Patienten als angenehmer empfunden wurde als die letzte: sie fühlten sich weniger belastet, waren wesentlich zufriedener und in höherem Maße compliant.

Unter den Non-Compliance-Gründen sind die fehlende Hoffnung auf Besserung und der Zeitaufwand die gewichtigsten, gefolgt von einer geringen Beeinträchtigung durch die Psoriasis. Bemerkenswert ist, dass die Angst vor UAW schwerer wiegt als das Auftreten von UAW, was die Forschungsergebnisse von Young et al. (Young and Oppenheimer 2006) bestätigt. Fehlende Mitsprachemöglichkeit bei der Auswahl der Therapie und ungenügende Informationen über die Behandlung beeinflussten die Compliance nur wenig, während Uhlenhake et al. sowie Brown et al. gefunden hatten, dass sich Informationen über die Behandlung positiv auf die Compliance auswirkten (Brown, Rehmus et al. 2006; Uhlenhake, Kurkowski et al. 2009).

Auffällig ist, dass die Antworten zu den Non-Compliance-Gründen darauf schließen lassen, dass der Prozentsatz an „immer" therapietreuen Patienten tatsächlich nicht so hoch ist wie es sich auf die direkte Frage nach der Compliance darstellt. Trotz der anonymen Befragung und der Rückgabe der Bögen in einem geschlossenen Umschlag scheinen die Patienten demnach Skrupel zu haben, die direkte Frage nach ihrer Therapietreue wahrheitsgemäß zu beantworten. Entsprechendes wurde auch von Zaghloul und Balkrishnan (Balkrishnan, Carroll et al. 2003; Zaghloul and Goodfield 2004) berichtet.

Von therapeutischer Seite kann allein auf das Kriterium des Zeitaufwands durch die Wahl der Therapie direkter Einfluss genommen und den Patienten unter Umständen wieder Hoffnung auf Besserung gemacht werden, während sich das Empfinden einer geringen Beeinträchtigung durch die Hauterkrankung kaum ändern lassen wird. Ungenügende Informationen über die Behandlung haben zwar an sich wenig Einfluss auf die Compliance, jedoch sollte sich gute Aufklärung über das Nebenwirkungsrisiko der Therapie positiv auswirken.

Durch die einleitenden Sätze des MARS-Fragebogens sollten die Patienten besonders wenig Vorbehalte haben, wahrheitsgemäß über ihre Non-Adherence-Gründe Auskunft zu geben, da suggeriert wird, dass nicht adhärentes Verhalten nichts Ungewöhnliches ist. Der mit Abstand häufigste Grund für Non-Adherence ist bei den Patienten dieser Studie das Vergessen der Einnahme, was unter den fünf Gründen der einzige ist, der nicht vorsätzlich geschieht. Vorsätzlich wird von 17% der Patienten die Anwendung manchmal oder oft ausgesetzt und von knapp 9% manchmal bewusst eine Dosis ausgelassen. Die Arzneimitteldosis verändern nur 7% manchmal oder oft und 8% der Patienten dieser Studie nehmen weniger als verordnet. Interessant wäre die Frage nach eventuellen Kausalzusammenhängen mit den zuvor erfragten Non-Compliance-Gründen.

Bisher gibt es kein validiertes Dermatologie-spezifisches Instrument, mit dem sich die Adherence verlässlich erfassen lässt (Greenlaw, Yentzer et al. 2010). So wurde der MARS-D mit der Verwendung in dieser Studie erstmals eingesetzt, um die Adherence bei einer dermatologischen Erkrankung zu ermitteln. Als stetige Variable lässt sich der ermittelte Summenscore für Korrelationsrechnungen heranziehen, es ist aber ebenso eine Dichotomisierung mit Unterteilung in adhärente und nicht-adhärente Patienten möglich. Der durchschnittliche Summenscore der Patienten, die alle 5 Fragen beantwortet hatten, liegt bei 23,1 Punkten. Würde eine „Cut off-Grenze" zwischen einem Gesamtscore von 23 und 24 Punkten (entsprechend 2 x der Antwort „selten" oder 1 x der Antwort „manchmal") gezogen, so wären 63,0 % der Patienten dieser Studie als adhärent zu bezeichnen. Dieser Prozentsatz entspricht in etwa den Ergebnissen anderer Studien zur Ermittlung der Compliance in der Psoriasis-Therapie (Richards, Fortune et al. 1999; Zaghloul and Goodfield 2004), so dass der MARS eine realistischere Einschätzung der Adherence bei diesem Patientenkollektiv zu erlauben scheint als die vorangestellten direkten Fragen nach der Compliance und sich damit als psoriasis-spezifisches Instrument zur Adherence-Messung bewährt hat.

5.2.2 Bedürfnis nach Information und Mitbestimmung

Quasi allen Patienten dieser Studie ist es sehr wichtig oder zumindest wichtig, über ihre Behandlung informiert zu sein. Die behandelnden Ärzte spielen als Informationsquelle mit Abstand die wichtigste Rolle, gefolgt vom Internet und – wieder deutlich seltener – Zeitschriften und Büchern. Die Apotheken wurden von den Studienpatienten kaum zur Deckung ihres Informationsbedarfs genutzt, was aber sicher auf die speziellen, bei der Psoriasis zum Einsatz kommenden Therapien zurückführen ist und sich nicht auf andere Patientengruppen übertragen lässt.

Mit der Qualität der ärztlichen Informationen waren die Patienten größtenteils zufrieden, wobei sich erneut ein großer Unterschied zugunsten der Bewertung durch die spezialisierten Prüfärzte dieser Studie abzeichnet.

Der Wunsch nach Einbeziehung in die Therapieauswahl war unter den Studienpatienten fast ebenso groß wie der Wunsch, informiert zu werden. Die Fragen, ob sich gute Information und die Möglichkeit zur Mitbestimmung auf ihre Compliance auswirken würden beantworteten hinsichtlich der Information etwa 72% der Patienten mit „ja" und hinsichtlich der Mitbestimmung gut 48% der Patienten. Vor dem Hintergrund, dass der Informationsbedarf auch aus anderen Quellen gedeckt wird, ist es im Zusammenhang mit der Compliance von größerer Bedeutung, dass fast die Hälfte der Patienten angegeben hat, ggf. weniger therapietreu zu sein, wenn sie über die Art der Behandlung nicht mitbestimmen dürfen. Die nachfolgenden Fragen zu eventuellen tatsächlichen Defiziten bezüglich Information und Mitbestimmung bei der aktuellen Therapie sprechen wiederum für die gute Betreuung durch die Studienärzte. Es lässt sich aber festhalten, dass Ergebnisse früherer Studien bestätigt werden (Ring, Kettis-Lindblad et al. 2007; Schaarschmidt, Schmieder et al. 2011), wie entscheidend es für die Therapietreue und somit eine erfolgreiche Behandlung ist, die Patienten in die Auswahl mit einzubeziehen.

5.2.3 Patientenpräferenzen

Die Antworten auf die Fragen, wie „sympathisch" oder „unsympathisch" die ausgewählten Darreichungsformen zur systemischen Wirkstoff-Applikation sind, zeigen deutliche Präferenzen für feste Arzneiformen zur oralen Einnahme und tendenziell deutliche Abneigungen gegen parenterale Applikation. So sind Dragees und Tabletten 66,4% bzw. 64,7% der Patienten sehr angenehm oder angenehm und die schwerer zu schluckenden Kapseln immerhin noch 61,1% der Patienten sehr angenehm oder angenehm. Besonders unsympathisch sind den Patienten Implantate (55,4% absolut unangenehm oder eher unangenehm), gefolgt von Spritzen, Pens und nadelfreier Applikation (für 37,7% / 33,5%/ 27,6% der Patienten absolut unangenehm oder eher unangenehm). Es ist somit eine deutliche Abstufung in Abhängigkeit davon zu erkennen, wie traumatisch die Verabreichung des Arzneimittels ist: Pens, bei denen die Nadel nicht oder kaum zu sehen ist und die gänzlich nadelfreie Applikation mittels Druckluft sind weniger unangenehm als das Einsetzen von Implantaten oder die Verwendung von Spritzen. Über die Bevorzugung von oralen gegenüber parenteralen Darreichungsformen berichteten verschiedene Autoren im Hinblick auf Patienten mit unterschiedlichen Erkrankungen, hierunter Migräne, Infektionskrankheiten und Krebs (Liu, Franssen et al. 1997; Worthington 2001; Pfeiffer, Mortensen et al. 2006; Mastroianni, Viscomi et al. 2008; Bamford, Desai et al. 2011). Tropfen, Brausetabletten und Lutsch- oder Kautabletten sind noch für 59,1% / 57,1% / 55,8% der Studienpatienten sehr angenehm oder angenehm, wobei sich ein Zusammenhang mit den galenischen und / oder organoleptischen Eigenschaften (Geruch und Geschmack) dieser Darreichungsformen und der Tatsache, dass die festen Arzneiformen zur Einnahme eher bevorzugt werden, vermuten lässt, wie auch von anderen Autoren berichtet wurde (Adachi, Sumikuma et al. 2010; Uloza, Uloziene et al. 2010). Positiv fiel die Bewertung für die Pflaster aus: 64,3% von den Studienpatienten sind diese transdermalen therapeutischen Systeme sehr angenehm oder angenehm, womit sie zusammen mit Tabletten und Dragees zu den drei beliebtesten Darreichungsformen zur systemischen Anwendung gehören. Transdermale therapeutische Systeme werden von ambulanten Patienten generell geschätzt, wie auch Shahiwala berichtete (Shahiwala 2011).

Hinsichtlich der sonstigen Präferenzen gaben gut 78% der Patienten an, dass ihnen eine angenehme Einnahme sehr wichtig oder wichtig ist, jedoch nur gut 50%, dass ihnen Geruch und Geschmack sehr wichtig oder wichtig sind. Dieses Ergebnis ist überraschend, da unangenehme organoleptische Eigenschaften nicht nur bei Kindern so negativen Einfluss auf die Compliance bei der Einnahme haben, dass der Maskierung von schlechtem Geschmack oder Geruch seitens der Pharmaindustrie viel Aufmerksamkeit gewidmet wurde (Uloza, Uloziene et al. 2010). Selten an die Einnahme denken zu müssen, ist knapp 62% der Patienten sehr wichtig oder wichtig, was sich auch in den Ergebnissen der nachfolgenden Fragen widerspiegelt.

Für gut 34% der Patienten trifft die Aussage zu, dass ihnen Spritzen grundsätzlich unsympathisch waren, für knapp 57% wären oder waren regelmäßige Arztbesuche für die Injektionen belastend und gut die Hälfte der Patienten bevorzugte die eigene Applikation der Spritzen. Schon anhand dieser Antworten zeichnet sich ab, dass der Aufwand, der mit den Injektionen verbunden ist, für die Patienten eine größere Rolle spielte als eine grundsätzliche Abneigung gegen Spritzen.

5.2.3.1 Hypothese 1: Orale vs parenterale Applikation

Ob die Patienten eher oral oder parenteral anzuwendende Darreichungsformen bevorzugen, gehörte zu den Kernfragen dieser Studie und ist Teil der 1. Hypothese:

Die Patienten bevorzugen grundsätzlich die orale gegenüber einer parenteralen Applikation der Arzneimittel, die Patientenpräferenzen ändern sich allerdings in Abhängigkeit vom Aufwand, mit dem die jeweilige Anwendung verbunden ist, da grundsätzlich der Wunsch nach unkomplizierten, wenig aufwändigen Arzneimittelbehandlungen besteht.

Die Hypothese hat sich bestätigt: Unter den Patienten, denen die Applikationsart nicht egal ist, bevorzugten mehr als viermal so viele die Einnahme gegenüber der Injektion, das Verhältnis kehrte sich jedoch um, wenn die Einnahme täglich und die Injektion nur monatlich erforderlich sind.

Gut 44% der Studienpatienten präferierten die Einnahme von Medikamenten und nur 10% bevorzugten Spritzen. Obwohl 46% der Patienten die Applikationsart egal ist, ist anhand der übrigen Antworten eine deutliche Priorisierung der Einnahme gegenüber einer Injektion erkennbar. Da verschiedene Autoren schon in der Vergangenheit über die Bevorzugung der oralen gegenüber einer parenteralen Therapie berichtet hatten (Worthington 2001; Fosnocht, Hollifield et al. 2004;

Twelves, Gollins et al. 2006; Bamford, Desai et al. 2011; Shahiwala 2011), die insbesondere in potenziellen Komplikationen und Unannehmlichkeiten begründet sind, wurde Entsprechendes auch für die Psoriasis-Patienten dieser Studie angenommen.

Gleichzeitig wurde jedoch angenommen, dass die Präferenzen vom Therapieaufwand abhängen, was in führen Studien zur Ermittlung von Patientenpräferenzen häufig nicht eruiert wurde. Entsprechend sollten sich die Patienten daher im Folgenden vor dem Hintergrund unterschiedlicher Anwendungshäufigkeiten für die Einnahme oder (Fertig-)Spritze entscheiden. Bei gleich häufiger Applikation entschieden sich noch gut 70% der Patienten für die Einnahme, wie erwartet tendierten die Patienten aber umso mehr zu den Injektionen, je seltener diese im Vergleich zur Einnahme nötig sind, so dass die Entscheidung bei einmal täglicher Einnahme vs einmal monatlicher Fertigspritze zur eigenen Anwendung mit gut 82% zugunsten der Injektion ausfiel. Bei Injektionen in einer Praxis oder Klinik verschoben sich die Präferenzen wieder etwas zur Einnahme: bei einmal täglicher Einnahme und einmal wöchentlicher Fertigspritze hätten sich nur gut 40% der Patienten für die Einnahme entschieden, bei gleichen Anwendungshäufigkeiten mit Spritzen-Applikation in Praxis oder Klinik hätten dagegen knapp 62% der Patienten die Einnahme bevorzugt. Die Auswertungsergebnisse belegen die Bedeutung einer einfachen Therapie für die Patienten, die auch schon aus den Antworten auf die vorhergehenden Fragen hervorging. Auch verschiedene Studien mit Osteoporose-Patientinnen zeigten, dass 66% bis 79% eine einmal jährliche Injektion einer regelmäßigen (täglichen, wöchentlichen oder sogar monatlichen) Einnahme eines Bisphosphonats vorziehen würden (Carmona and Adachi 2009).

Wie wichtig schnelle und gute Wirksamkeit, lang anhaltende Wirksamkeit, gute Verträglichkeit oder wenig UAW den Patienten waren, wurde vorbereitend auf die folgende Nutzen-Risiko-Abwägung erfragt. Es war anzunehmen, dass diese Kriterien für alle Patienten wichtig sind, wie die Antworten auch gezeigt haben. Marginale Unterschiede gab es trotzdem: immerhin ca. 7,5% der Patienten waren „wenig UAW" nicht wichtig und ca. 6% war eine schnelle und gute Wirksamkeit nicht wichtig, während gute Verträglichkeit und lang anhaltende Wirksamkeit der Arzneimittel für nahezu alle Patienten hohe Priorität hatten.

Bei den anschließenden Fragen zur Nutzen-Risiko-Abwägung sollten die Patienten darüber Auskunft geben, welche Unannehmlichkeiten oder Risiken sie für die zuvor genannten günstigen Arzneimitteleigenschaften in Kauf nehmen würden. Für eine gute Verträglichkeit hätten zwar gut 86% der Patienten eine verzögerte Wirksamkeit, aber nur gut 31% eine geringere Wirksamkeit in Kauf genommen. Entsprechendes spiegelt sich in der schlechten Compliance bei topischen Therapien wider, die auch in mäßiger oder mangelnder Wirksamkeit begründet sein kann (Chu 2000). Knapp 55% der Patienten hätten ein UAW-Risiko für gute und schnelle Wirksamkeit in Kauf genommen, aber knapp 60% hätten sich gegen ein vielversprechendes, neues Arzneimittel entschieden, wenn die Langzeitverträglichkeit unbekannt wäre. Hieran ist erneut zu erkennen, welche Bedeutung ein kalkulierbares UAW-Risiko für die Patienten hatte (Young and Oppenheimer 2006). Eine komplizierte, zeitaufwändige Anwendung würden knapp 63% der Patienten in Kauf nehmen, wenn das Arzneimittel gut wirksam und gut verträglich wäre. Bemerkenswert ist hieran, dass immerhin gut 37% der Studienpatienten sich nicht für ein gut wirksames und gut verträgliches Arzneimittel entscheiden würden, wenn die Anwendung zeitaufwändig und kompliziert wäre, was die Ergebnisse von Fouéré, Richards, Zaghloul und Brown bestätigt (Richards, Fortune et al. 1999; Zaghloul and Goodfield 2004; Fouéré, Adjadj et al. 2005; Brown, Rehmus et al. 2006).

Die abschließende Beurteilung der aktuellen Therapie ergab, dass knapp 32% der Patienten mit dem erreichten Hautzustand eher nicht oder gar nicht zufrieden und bei gut 20% der Patienten die Erwartungen an die Therapie nur etwas oder gar nicht erfüllt wurden. Trotzdem würden gut 80% der Patienten die gleiche Therapie „auf jeden Fall" wieder machen, auch ungeachtet der UAW, die immerhin bei 46% der Patienten aufgetreten waren, womit sich erneut bestätigt, dass tatsächlich auftretende unerwünschte Arzneimittelwirkungen auf die Patienten keinen ausgeprägt abschreckenden Effekt haben (Young and Oppenheimer 2006; Schaarschmidt, Schmieder et al. 2011).

5.3 SUBGRUPPENANALYSEN

Die Subgruppenanalysen dienten der Klärung der folgenden Fragestellungen: *Haben Dauer und Schwere der Erkrankung, die Vortherapien oder die soziodemografischen Daten der Patienten Auswirkungen auf ihre Compliance, ihre Zufriedenheit mit der Therapie und / oder ihre Präferenzen?* Der Übersichtlichkeit halber werden die eingangs formulierten Hypothesen in diesem Teil der Arbeit erneut wiedergegeben.

5.3.1 Hypothesengeleitete Subgruppenanalysen

5.3.1.1 Hypothese 2: Präferenzen ~ Erkrankungsdauer und -schwere

Die Patientenpräferenzen werden von der Dauer sowie der Schwere der Erkrankung beeinflusst. Je länger und je schwerer die Patienten erkrankt sind, desto mehr vertrauen sie auf parenteral anzuwendende Darreichungsformen, die als wirksamer und besser magenverträglich gelten und häufig in größeren Zeitabständen appliziert werden als oral anzuwendende.

Die zweite Hypothese musste verworfen werden. Abgesehen von einer statistisch signifikanten, schwach positiven Korrelation zwischen dem DLQI und der Sympathie für Tabletten wirkten sich bei den Patienten dieser Studie weder die Erkrankungsdauer noch die Erkrankungsschwere signifikant auf die Präferenzen aus. Die Annahmen wurden sogar dahingehend widerlegt, dass Patienten mit einem höheren Leidensdruck (höherer DLQI) Tabletten eher bevorzugen als Studienpatienten mit einem niedrigerem DLQI. Ergebnisse anderer Studien, dass größere Krankheitsschwere mit einer Präferenz für parenterale Applikationen korreliert (Fosnocht, Hollifield et al. 2004), konnten daher nicht bestätigt werden.

Interessant waren jedoch die Ergebnisse der zur Prüfung des Zusammenhangs zwischen Schwere der Erkrankung und Präferenzen durchgeführten Korrelationsrechnungen mit den einzelnen Schweregrad-Parametern: Es kann zusammengefasst werden, dass sowohl die Ärzte als auch die Patienten mit unterschiedlichen Messinstrumenten zu vergleichbaren Schweregrad-Beurteilungen kommen, dass darüber hinaus aber auch deutliche Korrelationen zwischen den arzt- und patientenseitigen Schweregrad-Einschätzungen bestehen. Diese Ergebnisse stimmen mit den Feststellungen von Mrowietz, Kragballe et al. hinsichtlich der Beziehung zwischen arzt- und patientenseitigen Schweregradbeurteilungen wie PASI und DLQI überein (Mrowietz, Kragballe et al. 2010).

5.3.1.2 Hypothese 3: Patientenbelastung ~ Art der Therapie

Wie belastend die Behandlung für die Patienten ist, hängt von der Art der Therapie ab. Die empfundene Belastung unterscheidet sich signifikant je nach Behandlungsart.

Diese Hypothese hat sich bestätigt, da zwischen Art der Behandlung und der von den Patienten empfundenen Belastung deutliche Zusammenhänge festgestellt wurden. Vor dem Hintergrund der oben beschriebenen Auswirkungen der Belastung durch die Therapie auf die Compliance, insbesondere aber der Änderung der Präferenzen in Abhängigkeit vom Behandlungsaufwand liefern die Ergebnisse erneut Argumente für die Verordnung von Systemtherapeutika.

5.3.1.3 Hypothese 4: Präferenzen ~ demografische Patientendaten

Die Patientenpräferenzen werden von den demografischen Patientendaten beeinflusst. Insbesondere wurde angenommen, dass Frauen größeren Wert auf gute Verträglichkeit der Arzneimittel legen als Männer, dass Berufstätige zu seltener anzuwendenden Darreichungsformen tendieren und dass ältere Patienten weniger gerne Kapseln und Tabletten schlucken als jüngere.

Den weiblichen Studienteilnehmern war es wichtiger als den männlichen, dass eine Therapie mit wenig UAW verbunden ist. Wie sich bei den Tests auf Zusammenhänge zwischen Geschlecht und Präferenzen herausstellte, bevorzugten die Frauen im Vergleich zu den Männern darüber hinaus noch deutlicher die Einnahme gegenüber der Injektion; das Ergebnis ist statistisch signifikant. Entsprechend waren Pens und Implantate den Männern signifikant weniger unangenehm als den Frauen, gleichzeitig zeigte sich aber auch, dass die Männer Tropfen und Brausetabletten signifikant lieber nahmen als Frauen, was überraschend war und näher zu beleuchten wäre.

5.3.2 Hypothesenunabhängige Subgruppenanalysen

5.3.2.1 Compliance und Zufriedenheit ~ Erkrankungsschwere u. -dauer

Bei dieser Studie hatte die Krankheitsschwere keinen Einfluss auf die Compliance. Die Forschungsergebnisse von Richards et al., Atkinson et al. und Zaghloul et al., dass höhere Schweregrade mit schlechterer Compliance assoziiert sind (Richards, Fortune et al. 1999; Atkinson, Sinha et al. 2004; Zaghloul and Goodfield 2004), konnten somit nicht bestätigt werden.

Die Patienten waren mit der aktuellen Therapie wesentlich zufriedener als mit ihrer letzten Psoriasis-Behandlung. Als Hauptgrund hierfür ist die Tatsache anzunehmen, dass von den Prüfärzten die als weniger belastend empfundenen systemischen Therapien verordnet wurden, die zudem bessere Wirksamkeit zeigen.

Die Zufriedenheit der Patienten mit der letzten Therapie korrelierte nicht mit der Krankheitsschwere zu t1, allerdings in statistisch (hoch) signifikantem Ausmaß mit den Schweregrad-Differenzen, die als Maß für den Nutzen der Therapie angesehen werden können. Gleiches gilt für die Zusammenhänge zwischen PBI und den Schweregrad-Differenzwerten: Die Zufriedenheit der Patienten ist größer, je größer die Differenz zwischen den Schweregrad-Werten von t1 und t2 ist.

Überraschenderweise waren die Patienten mit der letzten Behandlung umso zufriedener, je länger sie bereits an ihrer Psoriasis erkrankt waren.

5.3.2.2 Compliance und Zufriedenheit ~ Art der Therapie

Die Compliance wies in statistisch signifikantem Ausmaß Unterschiede in Abhängigkeit von der Art der Behandlung auf. Entsprechendes wurde auch von Atkinson und Bhosle berichtet, die hinsichtlich der Compliance einen negativen Einfluss von topischen Therapien (im Vergleich zu systemischen) festgestellt hatten (Atkinson, Sinha et al. 2004; Bhosle, Feldman et al. 2006) sowie von Fouéré, Richards, Zaghloul und Brown, die gefunden hatten, dass sich ein hoher Therapieaufwand negativ auf die Compliance auswirkt (Richards, Fortune et al. 1999; Zaghloul and Goodfield 2004; Fouéré, Adjadj et al. 2005; Brown, Rehmus et al. 2006).

Zwischen der Art der Therapie und der Patientenzufriedenheit konnte bei dieser Studie hingegen kein signifikanter Zusammenhang festgestellt werden.

5.3.2.3 Compliance und Zufriedenheit ~ demografische Patientendaten

Die Compliance während der aktuellen Therapie war bei den ledigen Studienteilnehmern schlechter als bei den übrigen Patienten. Ähnliches berichteten Zaghloul et al. (Zaghloul and Goodfield 2004). Die übrigen demografischen Patientendaten hatten keinen signifikanten Einfluss auf die Compliance.

Geschlecht und Berufstätigkeit hatten keinen Einfluss auf die Patientenzufriedenheit mit der letzten (t1) oder aktuellen Therapie (t2). Die Zufriedenheit mit der letzten Therapie war bei älteren Patienten größer als bei jüngeren und die Zufriedenheit sowohl mit der letzten als auch mit der aktuellen Behandlung bei Patienten mit höherer Schulbildung geringer als bei Patienten mit niedrigerer Schulbildung. Diese Erkenntnisse sind vor dem Hintergrund interessant, dass in früheren Studien ein positiver Zusammenhang zwischen Zufriedenheit und Compliance gefunden wurde (Atkinson, Sinha et al. 2004; Fouéré, Adjadj et al. 2005; Bhosle, Feldman et al. 2006; Brown, Rehmus et al. 2006; Gokdemir, Ari et al. 2008).

5.3.2.4 Präferenz Darreichungsformen ~ sonstige Medikation

Die Testergebnisse zeigten, dass Patienten ohne sonstige Dauermedikation die häufig anzuwendenden Darreichungsformen wie Tabletten, Tropfen, Lutschtabletten oder Brausetabletten eher bevorzugten als Patienten, die auch sonst regelmäßig Arzneimittel nehmen mussten; gleiches galt für Pens und die nadelfreie Applikation mittels Druckluft. Die visualisierten Auswertungsergebnisse lassen allerdings keine für die Praxis relevanten Trends erkennen.

5.3.2.5 Therapieerfolg ~ Bewertung der aktuellen Therapie

Wie zu erwarten war, korrelierte eine positive Bewertung der Therapie in hohem Maß mit dem Behandlungserfolg, der sich in der Differenz der Schweregrad-Einschätzungen zwischen Visite 1 und 2 ausdrückt.

5.3.2.6 Risiken und Mühen ~ Erkrankungsschwere

Überraschenderweise zeigte sich, dass mit höherem PASI die Bereitschaft sank, potenzielle UAW eines vielversprechenden, neuen Arzneimittels in Kauf zu nehmen, was möglicherweise darauf zurückzuführen ist, dass die Auseinandersetzung mit den Risiken der von den behandelnden Ärzten verordneten hochwirksamen Arzneimittel die Sensibilität hinsichtlich eventueller gesundheitlicher Spätschäden erhöht.

5.3.2.7 Risiken und Mühen ~ demografische Patientendaten

Die weiblichen Studienteilnehmer wären signifikant eher bereit gewesen, für gute Arzneimittel-Verträglichkeit eine verzögerte Wirksamkeit in Kauf zu nehmen als die männlichen Patienten und scheinen somit im Interesse ihrer längerfristigen Gesundheit hinsichtlich des Wirkungseintritts geduldiger zu sein.

5.4 ZENTRUMSUNTERSCHIEDE

Zentrumsunterschiede zeigten sich im Hinblick auf die Schweregrad-Differenzen zwischen t1 und t2, auf die Zufriedenheit mit der aktuellen Therapie sowie die Bewertung der aktuellen Therapie. Diese Ergebnisse müssen allerdings relativiert werden, da die Anzahl der Studienteilnehmer in den Zentren sehr unterschiedlich war und die Patienten in drei der acht Zentren stationär betreut wurden, während die Behandlung in den übrigen fünf Zentren ambulant erfolgte.

5.5 SCHLUSSFOLGERUNGEN UND LIMITIERUNGEN

Die vorliegende Arbeit widmete sich der Patientensicht in der Behandlung der Psoriasis vulgaris und hier insbesondere den Präferenzen hinsichtlich einer imaginären Systemtherapie, die die Patienten zu größerer Compliance motivieren könnte. Es zeigte sich grundsätzlich eine Präferenz für feste orale Arzneiformen sowie Pflaster, die sich jedoch in Abhängigkeit von verschiedenen Anwendungsmodalitäten relativierte und zugunsten seltener anzuwendender, unkomplizierter parenteraler Applikationsformen verschob. Gerade vor diesem Hintergrund wäre die Präferenz für transdermale therapeutische Systeme näher zu beleuchten, da diese die Vorzüge von Injektionen (wenig zeitintensive, seltene Anwendung) und Arzneiformen zur oralen Anwendung (wenig traumatische Applikation) vereinen.

Bei den Angaben zur aktuellen Medikation stellten sich deutliche Diskrepanzen zwischen den Informationen durch die Ärzte und die Patienten heraus, deren Hintergründe näher zu beleuchten wären. Einen methodischen Mangel stellte in diesem Zusammenhang allerdings die Tatsache dar, dass die Patienten für die

Angaben zu ihrer Arzneimitteltherapie weniger Felder zur Verfügung hatten als die Ärzte.

Die Vorzüge oraler und parenteraler Therapien gegenüber topischen oder Kombinationstherapien zeigten sich in dieser Studie deutlich im Hinblick auf die Compliance und Bewertung der Behandlung durch die Patienten, die eng mit dem Therapieerfolg korrelierte.

Die Analysen in Bezug auf Non-Compliance-Gründe und eine Nutzen-Risiko-Abwägung durch die Patienten belegen eine hohe Toleranz der Patienten hinsichtlich eines kalkulierbaren UAW-Risikos. Einschränkend ist jedoch festzuhalten, dass eventuelle UAW in dieser Studie nicht spezifiziert wurden und sich die Patientenbeurteilungen ändern könnten, wenn ein Risiko für das Auftreten schwerwiegender UAW wie Krebs oder Leberschädigungen benannt werden würde.

Geschlechtsspezifische Unterschiede gab es im Hinblick auf die Verträglichkeit der Arzneimittel, die für Frauen größere Bedeutung hat als für Männer. Darüber hinaus präferierten die Männer in signifikant größerem Maß Tropfen und Brausetabletten und lehnten deutlich weniger Implantate und Pens zur parenteralen Applikation ab, was auch dadurch bestätigt wird, dass die Entscheidung zwischen oraler und parenteraler Therapie seitens der weiblichen Studienteilnehmer noch ausgeprägter für die Einnahme ausfiel als seitens der männlichen.

Diese Studie belegt die Bedeutung verschiedener mit der Behandlung assoziierter Modalitäten für die Arzneimittelpräferenzen der Psoriasis-Patienten, die im Interesse einer möglichst optimalen Versorgung der Betroffenen bei der Auswahl der für die Patienten passenden Therapien berücksichtigt werden sollten.

6 LITERATURVERZEICHNIS

Adachi, Y., T. Sumikuma, et al. (2010). "[Improvement of patient adherence by mixing oral itraconazole solution with a beverage (orange juice)]." Rinsho Ketsueki **51**(5): 315-9.

Atkinson, M. J., A. Sinha, et al. (2004). "Validation of a general measure of treatment satisfaction, the Treatment Satisfaction Questionnaire for Medication (TSQM), using a national panel study of chronic disease." Health Qual Life Outcomes **2**: 12.

Augustin, M., G. Glaeske, et al. (2010). "Epidemiology and comorbidity of psoriasis in children." Br J Dermatol **162**(3): 633-6.

Augustin, M., K. Reich, et al. (2010). "Co-morbidity and age-related prevalence of psoriasis: Analysis of health insurance data in Germany." Acta Derm Venereol **90**(2): 147-51.

Augustin, M., K. Reich, et al. (2007). Lebensqualität, Compliance und Empowerment bei Psoriasis. Bremen, UNI-MED Verlag AG.

Awadalla, F. C., B. Yentzer, et al. (2007). "A role for denial in poor adherence to psoriasis treatment." J Dermatolog Treat **18**(6): 324-5.

Balkrishnan, R., C. L. Carroll, et al. (2003). "Electronic monitoring of medication adherence in skin disease: results of a pilot study." J Am Acad Dermatol **49**(4): 651-4.

Bamford, K. B., M. Desai, et al. (2011). "Patients' views and experience of intravenous and oral antimicrobial therapy: room for change." Injury **42 Suppl 5**: S24-7.

Bhosle, M. J., S. R. Feldman, et al. (2006). "Medication adherence and health care costs associated with biologics in Medicaid-enrolled patients with psoriasis." J Dermatolog Treat **17**(5): 294-301.

Brooks, I., Davenport, H., Stephens, J., Swailes, S. (2009). Organisational theory - Socio-human approach. Organisational Behaviour - Individuals, Groups and Organisation. I. Brooks. Essex, GB, Pearson Education Limited: 22-24.

Brown, K. K., W. E. Rehmus, et al. (2006). "Determining the relative importance of patient motivations for nonadherence to topical corticosteroid therapy in psoriasis." J Am Acad Dermatol **55**(4): 607-13.

Carmona, R. and R. Adachi (2009). "Treatment of postmenopausal osteoporosis, patient perspectives - focus on once yearly zoledronic acid." Patient Prefer Adherence **3**: 189-93.

Carroll, C. L., S. R. Feldman, et al. (2004). "Better medication adherence results in greater improvement in severity of psoriasis." Br J Dermatol **151**(4): 895-7.

Carroll, C. L., S. R. Feldman, et al. (2004). "Adherence to topical therapy decreases during the course of an 8-week psoriasis clinical trial: commonly used methods of measuring adherence to topical therapy overestimate actual use." J Am Acad Dermatol **51**(2): 212-6.

Castelo-Branco, C., S. Palacios, et al. (2010). "Do patients lie? An open interview vs. a blind questionnaire on sexuality." J Sex Med **7**(2 Pt 2): 873-80.

Choo, P. W., C. S. Rand, et al. (1999). "Validation of patient reports, automated pharmacy records, and pill counts with electronic monitoring of adherence to antihypertensive therapy." Med Care **37**(9): 846-57.

Christophers E., M. U., Sterry W. (2002). Psoriasis - auf einen Blick, Blackwell Wissenschafts-Verlag GmbH.
Chu, T. (2000). "Better patient compliance in psoriasis." Practitioner 244(1608): 238-42, 244.
Eckmanns, T., J. Bessert, et al. (2006). "Compliance with antiseptic hand rub use in intensive care units: the Hawthorne effect." Infect Control Hosp Epidemiol 27(9): 931-4.
Farmer, K. C. (1999). "Methods for measuring and monitoring medication regimen adherence in clinical trials and clinical practice." Clin Ther 21(6): 1074-90; discussion 1073.
Fortune, D. G., H. L. Richards, et al. (2004). "Successful treatment of psoriasis improves psoriasis-specific but not more general aspects of patients' well-being." Br J Dermatol 151(6): 1219-26.
Fosnocht, D. E., M. B. Hollifield, et al. (2004). "Patient preference for route of pain medication delivery." J Emerg Med 26(1): 7-11.
Fouéré, S., L. Adjadj, et al. (2005). "How patients experience psoriasis: results from a European survey." J Eur Acad Dermatol Venereol 19 Suppl 3: 2-6.
Garber, M. C., D. P. Nau, et al. (2004). "The concordance of self-report with other measures of medication adherence: a summary of the literature." Med Care 42(7): 649-52.
Gelfand, J. M., A. B. Troxel, et al. (2007). "The risk of mortality in patients with psoriasis: results from a population-based study." Arch Dermatol 143(12): 1493-9.
Gokdemir, G., S. Ari, et al. (2008). "Adherence to treatment in patients with psoriasis vulgaris: Turkish experience." J Eur Acad Dermatol Venereol 22(3): 330-5.
Greenlaw, S. M., B. A. Yentzer, et al. (2010). "Assessing adherence to dermatology treatments: a review of self-report and electronic measures." Skin Res Technol 16(2): 253-8.
Guénette, L., J. Moisan, et al. (2005). "Measures of adherence based on self-report exhibited poor agreement with those based on pharmacy records." J Clin Epidemiol 58(9): 924-33.
Hansen, R. A., M. M. Kim, et al. (2009). "Comparison of methods to assess medication adherence and classify nonadherence." Ann Pharmacother 43(3): 413-22.
Hodari, K. T., J. R. Nanton, et al. (2006). "Adherence in dermatology: a review of the last 20 years." J Dermatolog Treat 17(3): 136-42.
Horne, R. and J. Weinman (1999). "Patients' beliefs about prescribed medicines and their role in adherence to treatment in chronic physical illness." J Psychosom Res 47(6): 555-67.
Kinney, M. A. and S. R. Feldman (2009). "What's new in the management of psoriasis?" G Ital Dermatol Venereol 144(2): 103-17.
Laine, C., F. Davidoff, et al. (1996). "Important elements of outpatient care: a comparison of patients' and physicians' opinions." Ann Intern Med 125(8): 640-5.
Lebwohl, M., A. Menter, et al. (2004). "Combination therapy to treat moderate to severe psoriasis." J Am Acad Dermatol 50(3): 416-30.
Lee, I. A. and H. I. Maibach (2006). "Pharmionics in dermatology: a review of topical medication adherence." Am J Clin Dermatol 7(4): 231-6.

Liu, G., E. Franssen, et al. (1997). "Patient preferences for oral versus intravenous palliative chemotherapy." J Clin Oncol **15**(1): 110-5.

Mastroianni, C. M., C. Viscomi, et al. (2008). "Preferences of Patients with Advanced Colorectal Cancer for Treatment with Oral or Intravenous Chemotherapy." Patient **1**(3): 181-187.

Morisky, D. E., L. W. Green, et al. (1986). "Concurrent and predictive validity of a self-reported measure of medication adherence." Med Care **24**(1): 67-74.

Mrowietz, U., K. Kragballe, et al. (2010). "Definition of treatment goals for moderate to severe psoriasis: a European consensus." Arch Dermatol Res **303**(1): 1-10.

Nast, A., W. H. Boehncke, et al. (2011). "S3-guidelines for the treatment of psoriasis vulgaris Update 2011." J Dtsch Dermatol Ges **9 Suppl 2**: S1-104.

Nast, A., I. B. Kopp, et al. (2006). "S3-Leitlinie zur Therapie der Psoriasis vulgaris." Journal der Deutschen Dermatologischen Gesellschaft **4**(s2): S1-S126.

Nelson, A. A., D. J. Pearce, et al. (2006). "New treatments for psoriasis: which biologic is best?" J Dermatolog Treat **17**(2): 96-107.

Osterberg, L. and T. Blaschke (2005). "Adherence to medication." N Engl J Med **353**(5): 487-97.

Pfeiffer, P., J. P. Mortensen, et al. (2006). "Patient preference for oral or intravenous chemotherapy: a randomised cross-over trial comparing capecitabine and Nordic fluorouracil/leucovorin in patients with colorectal cancer." Eur J Cancer **42**(16): 2738-43.

Radtke, M. A., K. Herberger, et al. (2010). "Psoriasis vulgaris: Mehr als eine Hauterkrankung." Pharmazeutische Zeitung **3**.

Radtke, M. A., K. Reich, et al. (2009). "Prevalence and clinical features of psoriatic arthritis and joint complaints in 2009 patients with psoriasis: results of a German national survey." J Eur Acad Dermatol Venereol **23**(6): 683-91.

Rapp, S. R., S. R. Feldman, et al. (1999). "Psoriasis causes as much disability as other major medical diseases." J Am Acad Dermatol **41**(3 Pt 1): 401-7.

Reich, K., K. Kruger, et al. (2009). "Epidemiology and clinical pattern of psoriatic arthritis in Germany: a prospective interdisciplinary epidemiological study of 1511 patients with plaque-type psoriasis." Br J Dermatol **160**(5): 1040-7.

Renzi, C., D. Abeni, et al. (2001). "Factors associated with patient satisfaction with care among dermatological outpatients." Br J Dermatol **145**(4): 617-23.

Renzi, C., A. Picardi, et al. (2002). "Association of dissatisfaction with care and psychiatric morbidity with poor treatment compliance." Arch Dermatol **138**(3): 337-42.

Richards, H. L. and D. G. Fortune (2006). "Psychological distress and adherence in patients with psoriasis." J Eur Acad Dermatol Venereol **20**(Supp. 2): 33-41.

Richards, H. L., D. G. Fortune, et al. (1999). "Patients with psoriasis and their compliance with medication." J Am Acad Dermatol **41**(4): 581-3.

Rigby, D. (2007). "Adherence assessment tools: Drugs don't work when the're not taken." The Australian Journal of Pharmacy **88**: 32-33.

Ring, L., A. Kettis-Lindblad, et al. (2007). "Living with skin diseases and topical treatment: patients' and providers' perspectives and priorities." J Dermatolog Treat **18**(4): 209-18.

Rudd, P., Marshal, G. (1987). "Resolving problems of measuring compliance with medication monitors." J Compliance Health Care **2**: 23-35.

Saad, A. A., D. M. Ashcroft, et al. (2009). "Persistence with anti-tumour necrosis factor therapies in patients with psoriatic arthritis: observational study from the British Society of Rheumatology Biologics Register." Arthritis Res Ther 11(2): R52.
Schaarschmidt, M. L., A. Schmieder, et al. (2011). "Patient preferences for psoriasis treatments: process characteristics can outweigh outcome attributes." Arch Dermatol 147(11): 1285-94.
Serup, J., A. K. Lindblad, et al. (2006). "To follow or not to follow dermatological treatment--a review of the literature." Acta Derm Venereol 86(3): 193-7.
Shahiwala, A. (2011). "Formulation approaches in enhancement of patient compliance to oral drug therapy." Expert Opin Drug Deliv 8(11): 1521-9.
Storm, A., S. E. Andersen, et al. (2008). "One in 3 prescriptions are never redeemed: primary nonadherence in an outpatient clinic." J Am Acad Dermatol 59(1): 27-33.
Thompson, K., J. Kulkarni, et al. (2000). "Reliability and validity of a new Medication Adherence Rating Scale (MARS) for the psychoses." Schizophr Res 42(3): 241-7.
Twelves, C., S. Gollins, et al. (2006). "A randomised cross-over trial comparing patient preference for oral capecitabine and 5-fluorouracil/leucovorin regimens in patients with advanced colorectal cancer." Ann Oncol 17(2): 239-45.
Uhlenhake, E. E., D. Kurkowski, et al. (2009). "Conversations on psoriasis - what patients want and what physicians can provide: A qualitative look at patient and physician expectations." Journal of Dermatological Treatment 21(1): 6-12.
Uloza, V., I. Uloziene, et al. (2010). "A randomized cross-over study to evaluate the swallow-enhancing and taste-masking properties of a novel coating for oral tablets." Pharm World Sci 32(4): 420-3.
van de Kerkhof, P. C., D. de Hoop, et al. (2000). "Patient compliance and disease management in the treatment of psoriasis in the Netherlands." Dermatology 200(4): 292-8.
Worthington, I. (2001). "Delivery systems for acute migraine medications." Can Fam Physician 47: 322-9.
www.bge-bund.de (2012). Verhältnis des Körpergewichts zur Körpergröße (Body-Mass-Index) (Anteil der Befragten in Prozent). Gliederungsmerkmale: Jahre, Region, Alter, Geschlecht, Bildung.
www.bpb.de, B. f. p. B. (2012). Krankenversicherungsschutz der Bevölkerung in absoluten Zahlen und Anteile in Prozent, 2006.
www.destatis.de (2012). Bildungsstand; Bevölkerung nach Bildungsabschluss in Deutschland.
Yentzer, B. A., C. B. Yelverton, et al. (2008). "Adherence to acitretin and home narrowband ultraviolet B phototherapy in patients with psoriasis." J Am Acad Dermatol 59(4): 577-81.
Young, S. D. and D. M. Oppenheimer (2006). "Different methods of presenting risk information and their influence on medication compliance intentions: results of three studies." Clin Ther 28(1): 129-39.
Zaghloul, S. S., W. J. Cunliffe, et al. (2005). "Objective assessment of compliance with treatments in acne." Br J Dermatol 152(5): 1015-21.

Zaghloul, S. S. and M. J. Goodfield (2004). "Objective assessment of compliance with psoriasis treatment." <u>Arch Dermatol</u> **140**(4): 408-14.

Zalewska, A., J. Miniszewska, et al. (2007). "Acceptance of chronic illness in psoriasis vulgaris patients." <u>J Eur Acad Dermatol Venereol</u> **21**(2): 235-42.

TABELLENVERZEICHNIS

Tabelle 1: Studien zur topischen und systemischen Therapie der Psoriasis mit Hauptzielkriterium „Compliance" bzw. „Adherence" 16
Tabelle 2: Einflussfaktoren auf die Compliance/Adherence; hier: *Soziodemografische Faktoren* 18
Tabelle 3: Einflussfaktoren auf die Compliance/Adherence; hier: *Behandlungsspezifische Faktoren* 19
Tabelle 4: Einflussfaktoren auf die Compliance/Adherence; hier: *Erkrankungsspezifische Faktoren* 19
Tabelle 5: Einflussfaktoren auf die Compliance/Adherence; hier: *Psoriasis- und therapiebezogene Information des Patienten* 20
Tabelle 6: Einflussfaktoren auf die Compliance/Adherence; hier: *Psychosoziale Faktoren* 21
Tabelle 7: Aufteilung der eingeschlossenen Patienten auf die Studienzentren 46
Tabelle 8: Alter, Gewicht und BMI der Patienten 47
Tabelle 9: Psoriasis-Arten der rekrutierten Patienten 50
Tabelle 10: Diagnosestellung PsA im Vergleich 51
Tabelle 11: Erkrankungsdauer, PASI, GCA, DLQI, Gesundheitsskala 52
Tabelle 12: Arzt- und patientendefinierte Krankheitsschwere zu Visite 1 und Visite 2 mit Streuungswerten 52
Tabelle 13: Veränderung von arzt- und patientendefinierter Krankheitsschwere sowie Patientenzufriedenheit (MW) von t1 zu t2 53
Tabelle 14: Letzte Psoriasis-Therapie; Patienten-Angaben 55
Tabelle 15: Aktuelle Psoriasis-Therapie seit t1; Patienten- und Arzt-Angaben 56
Tabelle 16: Letzte und aktuelle Psoriasis-Therapie, gruppiert 56
Tabelle 17: Häufigkeitsverteilung der MARS-Summenscores 63
Tabelle 18: „Sympathie" der Studienpatienten für verschiedene Darreichungsformen 70
Tabelle 19: Korrelation zwischen arzt- und patientendef. Krankheitsschwere, t1 78
Tabelle 20: Korrelation zwischen arzt- und patientendef. Krankheitsschwere, t2 78
Tabelle 21: Korrelationen zwischen Patientenzufriedenheit und Schwere der Psoriasis.... 86
Tabelle 22: Korrelationen zw. PBI und Differenzen der Schweregrad-Werte von t1 u. t2 .. 86
Tabelle 23: Compliance während letzter Therapie ~ Art der Behandlung 87
Tabelle 24: Compliance während aktueller Therapie ~ Art der Behandlung [% Patienten] . 88
Tabelle 25: Bewertung der aktuellen Therapie ~ Therapieerfolg 95
Tabelle 26: Vergleich von Patientendaten zwischen PsoComp und anderen Psoriasis-Studien des CVderm 102

ABBILDUNGSVERZEICHNIS

Abbildung 1: Höchster Schulabschluss der Patienten (n=218) 48
Abbildung 2: Tätigkeit der Patienten bei Einschluss in die Studie (n=218) 49
Abbildung 3: Krankenversicherung der Patienten (n=218) 50
Abbildung 4: Begleiterkrankungen der Patienten (% von n=218) 53
Abbildung 5: Letzte Psoriasis-Therapie der Patienten 54
Abbildung 6: Letzte und aktuelle Psoriasis-Therapie, gruppiert 57
Abbildung 7: Behandlung stellte eine Belastung dar; t1 vs t2 58
Abbildung 8: Großer Zeitaufwand für Behandlung; t1 vs t2 58
Abbildung 9: Hilfsbedarf für Behandlung; t1 vs t2 58
Abbildung 10: Zeitbedarf für Behandlung; t1 vs t2 59
Abbildung 11: Patientenzufriedenheit; t1 vs t2 59
Abbildung 12: Compliance; t1 vs t2 60
Abbildung 13: NC wg. Zeitaufwand; t1 vs t2 61
Abbildung 14: NC wg. geringer Beeinträchtigung; t1 vs t2 61
Abbildung 15: NC wg. fehlender Hoffnung auf Besserung; t1 vs t2 61
Abbildung 16: NC wg. fehlender Mitsprachemöglichkeit; t1 vs t2 62
Abbildung 17: NC wg. ungenügender Informationen; t1 vs t2 62
Abbildung 18: NC wg. Angst vor UAW; t1 vs t2 62
Abbildung 19: NC wg. aufgetretener UAW; t1 vs t2 63
Abbildung 20: MARS: Patient vergisst die Einnahme / Anwendung 64
Abbildung 21: MARS: Patient verändert die Arzneimitteldosis 64
Abbildung 22: MARS: Patient setzt Anwendung eine Weile aus 64
Abbildung 23: MARS: Patient lässt bewusst eine Dosis aus 65
Abbildung 24: MARS: Patient nimmt weniger als verordnet 65
Abbildung 25: Informationsbedarf der Patienten 66
Abbildung 26: Informationsquellen der Patienten 66
Abbildung 27: Einschätzung der Qualität der ärztlichen Informationen; t1 vs t2 67
Abbildung 28: Bedürfnis nach Einbeziehung in die Therapieauswahl 67
Abbildung 29: Potenzielle Einflussfaktoren auf die Compliance der Patienten 68
Abbildung 30: Einbeziehung der Patienten in die aktuelle Therapieauswahl 68
Abbildung 31: Offene Wünsche der Patienten nach Information und Mitbestimmung 69
Abbildung 32: „Sympathie" der Studienpatienten für verschiedene Darreichungsformen .. 70
Abbildung 33: Wichtigkeit von Besonderheiten zur Arzneimitteleinnahme 71
Abbildung 34: Patientenaussagen zu Besonderheiten zur Arzneimittel-Applikation 71
Abbildung 35: Bevorzugung von oraler oder parenteraler Arzneimittel-Applikation 72
Abbildung 36: Bevorzugung von oraler oder parenteraler Arzneimittel-Applikation in Abhängigkeit vom Aufwand 73
Abbildung 37: Wichtigkeit von Arzneimitteleigenschaften für die Patienten 74
Abbildung 38: Nutzen-Risiko-Abwägung der Patienten 75
Abbildung 39: Erwartungen der Patienten an Behandlung erfüllt 75
Abbildung 40: Zufriedenheit mit aktuellem Hautzustand 76
Abbildung 41: Auftreten von UAW bei der aktuellen Therapie 76

Abbildung 42: Bereitschaft zur Wiederholung der Therapie 76
Abbildung 43: Letzte Behandlung stellte für den Patienten eine Belastung dar 79
Abbildung 44: Aktuelle Behandlung stellte für den Patienten eine Belastung dar 80
Abbildung 45: Letzte Behandlung war mit großem Zeitaufwand verbunden 80
Abbildung 46: Aktuelle Behandlung war mit großem Zeitaufwand verbunden 80
Abbildung 47: Für die letzte Behandlung wurde fremde Hilfe benötigt 81
Abbildung 48: Für die aktuelle Behandlung wurde fremde Hilfe benötigt 81
Abbildung 49: Täglicher Zeitaufwand für die letzte Behandlung 81
Abbildung 50: Täglicher Zeitaufwand für die aktuelle Behandlung 82
Abbildung 51: „Sympathie" für Tropfen in Abhängigkeit vom Geschlecht 83
Abbildung 52: „Sympathie" für Brausetabletten in Abhängigkeit vom Geschlecht 83
Abbildung 53: „Sympathie" für Pens in Abhängigkeit vom Geschlecht 83
Abbildung 54: „Sympathie" für Implantate in Abhängigkeit vom Geschlecht................ 84
Abbildung 55: Bevorzugung von oraler oder parenteraler Applikation ~ Geschlecht 85
Abbildung 56: Compliance während letzter Therapie ~ Art der Behandlung................. 88
Abbildung 57: Compliance während aktueller Therapie ~ Art der Behandlung 89
Abbildung 58: Compliance während aktueller Therapie ~ Familienstand 90
Abbildung 59: Zufriedenheit mit der letzten Therapie ~ Familienstand...................... 91
Abbildung 60: „Sympathie" für Tabletten in Abhängigkeit von sonstiger Medikation 92
Abbildung 61: „Sympathie" für Tropfen in Abhängigkeit von sonstiger Medikation......... 92
Abbildung 62: „Sympathie" für Lutschtabletten in Abhängigkeit von sonstiger Medikation 92
Abbildung 63: „Sympathie" für Brausetabletten in Abhängigkeit von sonstiger Medikation 93
Abbildung 64: „Sympathie" für Pen in Abhängigkeit von sonstiger Medikation.............. 93
Abbildung 65: „Sympathie" für Druckluft in Abhängigkeit von sonstiger Medikation 93
Abbildung 66: Schweregradveränderung von t1 zu t2 - Zentrumsunterschiede 95
Abbildung 67: Zufriedenheit mit aktueller Therapie - Zentrumsunterschiede................ 96
Abbildung 68: Erfüllung der Therapieerwartungen 96
Abbildung 69: Zufriedenheit mit aktuellem Hautzustand....................................... 97
Abbildung 70: Bereitschaft zur Wiederholung der Therapie.................................... 97

ANLAGE A: PATIENTENINFORMATION

 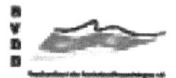 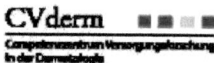

PsoComp
Studie zur Patientensicht in der Behandlung der Schuppenflechte
Patienteninformation

Sehr geehrte Patientin, sehr geehrter Patient,

Ziel: Mit dieser Studie soll die Behandlung der Schuppenflechte verbessert werden. Die Erfahrung und Meinung von betroffenen Patienten ist dabei von großer Bedeutung.
Wir möchten herausfinden:

- Gibt es Unterschiede in der Bewertung des Erfolgs einer Psoriasis-Behandlung aus Sicht der Ärzte (körperliche Untersuchung) und aus Sicht der Patienten?
- Wenn ja: Worin bestehen diese Unterschiede und wann ist eine Therapie aus Patientensicht erfolgreich?
- Was ist der Grund dafür, dass Patienten die verordneten Arzneimittel manchmal nicht so anwenden, wie vorgesehen?
- Wie müsste das optimale Arzneimittel (zur innerlichen Behandlung) aus Patientensicht aussehen?

Ablauf: Die Studie wird in verschiedenen Hautarztpraxen und Kliniken in ganz Deutschland durchgeführt und auch von Ihrem Arzt unterstützt. Ihr Einverständnis vorausgesetzt, gibt Ihr Hautarzt Ihnen einen Fragebogen zum Ausfüllen und beantwortet selbst einen Arztfragebogen zur Schwere Ihrer Schuppenflechte. Nach einem Zeitraum von 3 bis 8 Wochen wird die Befragung wiederholt. Bitte legen Sie Ihren Teil des Fragebogens jeweils in einen der beiliegenden Briefumschläge und kleben diesen vor der Rückgabe an Ihren Arzt zu. So wird die Vertraulichkeit der Angaben gewährleistet.

Datenschutz: Die im Rahmen der Studie erhobenen persönlichen Daten unterliegen der Schweigepflicht und den datenschutzrechtlichen Bestimmungen. Ihre Angaben werden pseudonymisiert, d.h. mit einem Zahlencode verschlüsselt und ausschließlich in pseudonymisierter Form verarbeitet. Bei der späteren Datennutzung sind Rückschlüsse auf Ihre Person nicht möglich. Sie haben das Recht, über die von Ihnen stammenden personenbezogenen Daten Auskunft zu erhalten. Die Speicherung der Daten erfolgt aus rechtlichen Gründen für die Dauer von 10 Jahren. Im Falle des Widerrufs der Einverständniserklärung werden die bereits erhobenen Daten entweder gelöscht oder vollständig anonymisiert und nur in dieser Form weiterverwendet.

Die Teilnahme an dieser Erhebung ist selbstverständlich freiwillig. Ihnen entstehen keine Nachteile, wenn Sie nicht an dieser Fragebogenstudie teilnehmen oder Ihre Einwilligung widerrufen.

Für Ihre wertvolle Mithilfe bedanken wir uns im Voraus.

Prof. Dr. med. Matthias Augustin, Studienleiter

Bei Fragen: Forschungsgruppe CVderm am Universitätsklinikum Hamburg Eppendorf
Tel: 040-7410-55428, Fax: 040-7410-55348
Mail: cvderm@uke.uni-hamburg.de

ANLAGE B: EINVERSTÄNDNISERKLÄRUNG

 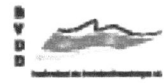 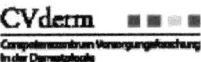

PsoComp

Studie zur Patientensicht in der Behandlung der Schuppenflechte

Einverständniserklärung des Patienten

.... (Name des aufklärenden Arztes) hat mich vollständig über das Wesen und die Bedeutung der oben genannten Studie aufgeklärt und alle Fragen beantwortet, die mich im Zusammenhang mit dieser Studie interessieren.

Ich habe die Patienteninformation zu dieser Studie verstanden und bin mit der Studienteilnahme sowie der pseudonymisierten* Auswertung meiner Daten einverstanden.

Die Patienteninformation und eine Kopie dieser Einverständniserklärung verbleiben bei mir.

Name, Vorname: _____

Straße, Hausnummer: _____

PLZ, Ort: _____

Datum: ....

....
Unterschrift des   Unterschrift des Patienten
aufklärenden Arztes

* Pseudonymisieren ist das Ersetzen des Namens und anderer Identifikationsmerkmale durch ein Kennzeichen zu dem Zweck, die Bestimmung des Betroffenen auszuschließen oder wesentlich zu erschweren (§ 3 Abs. 6a BDSG).

ANLAGE C: CRF FÜR DEN DERMATOLOGEN

 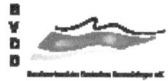 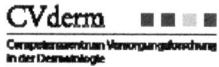

PsoComp

Studie zur Patientensicht in der Behandlung der Schuppenflechte

Fragebogen für den Dermatologen

- Visite 1 -

ID

Bitte füllen Sie die folgenden Seiten vollständig aus und händigen Sie dem Patienten den Patientenfragebogen für Visite 1 aus. Der Bogen soll Ihnen noch am gleichen Tag in einem verschlossenen Umschlag zurück gegeben werden.

Vielen Dank!

Bei Rückfragen wenden Sie sich bitte an das:

CVderm – Competenzzentrum Versorgungsforschung in der Dermatologie
Universitätsklinikum HH-Eppendorf
Martinistr. 52, 20246 Hamburg
Tel. 040-74105-5428, Fax -5348
e-Mail: cvderm@uke.de

Stand: 12.02.2010

Visite 1 (t1)   Erhebungsdatum: _____

1. Einschluss-/ Ausschlusskriterien

Einschlusskriterien		ja	nein
Alter	≥ 18 Jahre	☐	☐
Diagnose	klinisch eindeutige Psoriasis vulgaris	☐	☐
Einverständnis	Der Patient ist mit der Befragung einverstanden und hat die Einverständniserklärung unterzeichnet und zurück gegeben	☐	☐
Schweregrad der Psoriasis	PASI ≥ 5 oder therapiebedürftige Nagelpsoriasis	☐	☐
Neue Behandlungsphase	Beginn einer neuen Behandlungsphase (neu einsetzende Therapie / wiederholte Behandlung nach Therapiepause)	☐	☐

Ausschlusskriterien		ja	nein
Diagnosen	- Ausschließliche Psoriasis pustulosa	☐	☐
	- Ausschließliche Psoriasis inversa	☐	☐
Verständnis	Fehlendes geistiges, körperliches oder sprachliches Vermögen zur Teilnahme an einer Fragebogen-Erhebung	☐	☐

Alle Einschlusskriterien wurden mit „ja" und alle Ausschlusskriterien
mit „nein" beantwortet*   ☐ ja

 * Andernfalls kann der Patient leider nicht in die Studie aufgenommen werden.

Der Patient wurde in die Befragungsstudie aufgenommen ☐ ja
Der Patienten-Fragebogen für Visite 1 wurde dem Patienten ausgehändigt ☐ ja **

 ** Die Rückgabe an den Arzt soll am gleichen Tag erfolgen.

2. Klinische Angaben

Geschlecht weiblich ☐ männlich ☐ Alter: _____ Jahre			
Größe [cm] └─┴─┴─┘	Gewicht [kg] └─┴─┴─┘	ja	nein
Merkmale der Psoriasis	Chronisch-stationär (Plaque-Typ)	☐	☐
(mehrere Angaben möglich)	kleinfleckiger Typ	☐	☐
	Psoriasis erythrodermatica	☐	☐
	Psoriasis-Arthritis	☐	☐
Achtung: Diese Formen der Psoriasis stellen bei alleinigem Vorliegen ein Ausschlusskriterium dar!	Psoriasis inversa	☐	☐
	Psoriasis pustulosa	☐	☐

3. Klinischer Befund

Bitte erheben Sie beim Patienten nun den PASI (Psoriasis Area and Severity Index). Sie brauchen nur die **fett eingerahmten** Felder auszufüllen. Die Berechnungen der Summen und Produkte erfolgen bei der statistischen Auswertung automatisch.

Psoriasis Area and Severity Index – PASI

1) Schweregrad der psoriatischen Läsionen

Bitte kreisen Sie eine Zahl für jede der nachstehenden Effloreszenzen und Lokalisationen ein.

Ausprägungen der Effloreszenzen: 0 = keine 1 = gering 2 = mittel 3 = stark 4 = sehr stark

		Kopf	Rumpf	Arme	Beine
1	Erythem	0 1 2 3 4	0 1 2 3 4	0 1 2 3 4	0 1 2 3 4
2	Infiltration	0 1 2 3 4	0 1 2 3 4	0 1 2 3 4	0 1 2 3 4
3	Schuppung	0 1 2 3 4	0 1 2 3 4	0 1 2 3 4	0 1 2 3 4
4	Summe				

2) Befall der Körperoberfläche

Bitte vermerken Sie in Zeile 6 die befallene Fläche für die jeweiligen Lokalisationen. Kreisen Sie die jeweiligen Zahlen vor den Prozentangaben ein.

		Kopf	Rumpf	Arme	Beine
5					
6	Befallene Fläche (Skala v. 0-6)	0 = Keine 1 = <10% 2 = 10-29% 3 = 30-49% 4 = 50-69% 5 = 70-89% 6 = 90-100%	0 = Keine 1 = <10% 2 = 10-29% 3 = 30-49% 4 = 50-69% 5 = 70-89% 6 = 90-100%	0 = Keine 1 = <10% 2 = 10-29% 3 = 30-49% 4 = 50-69% 5 = 70-89% 6 = 90-100%	0 = Keine 1 = <10% 2 = 10-29% 3 = 30-49% 4 = 50-69% 5 = 70-89% 6 = 90-100%
7	Produkt aus Zeile 4 + 6	|__|__|	|__|__|	|__|__|	|__|__|
8		x 0,10	x 0,30	x 0,20	x 0,40
9	Produkt aus Zeile 7 + 8	|__|__|__|.|__|	|__|__|__|.|__|	|__|__|__|.|__|	|__|__|__|.|__|

PASI-Score (Summe aller Werte aus Zeile 9) |__|__|__|.|__|

Bitte vermerken Sie abschließend den global eingeschätzten <u>aktuellen</u> Schweregrad der Psoriasis (Global Clinical Assessment):

```
   0         1         2         3         4
 keine    geringe   mäßige    starke  sehr starke   Psoriasis
   |---------|---------|---------|---------|
```

4. Abklärung Psoriasis-Arthritis

Bitte nur beim Vorliegen von Gelenkbeschwerden ausfüllen:

1. Wurde beim Patienten bereits die Diagnose einer **Psoriasis-Arthritis** gesichert?
   - ☐ ja
   - ☐ nein

2. Traten beim Patienten in den letzten 5 Jahren wiederholt **Schmerzen** an Gelenken auf, die jeweils länger als 6 Wochen dauerten?
   - ☐ ja   ☐ nein

3. Kam es in den letzten 12 Monaten wiederholt zu **Schwellungen** an den Gelenken?
   - ☐ ja   ☐ nein

4. Kam es in den letzten 12 Monaten wiederholt zu **Morgensteifigkeit** der Gelenke mit Verbesserung im Laufe des Tages?
   - ☐ ja   ☐ nein

5. Traten in den letzten 12 Monaten insbesondere wiederholt **Schmerzen oder Schwellungen** an den distalen Interphalangealgelenken (DIP) der Finger auf?
   - ☐ ja   ☐ nein

6. **Enthesitis:** Traten in den letzten 12 Monaten wiederholt Schmerzen an den Sehnenansätzen auf, insbesondere an Achillessehnen oder Plantaraponeurosen?
   - ☐ ja   ☐ nein

7. **Daktylitis:** Traten in den letzten 12 Monaten wiederholt schmerzhafte Schwellungen eines **gesamten** Fingers oder einer gesamten Zehe auf (sog. „Wurstfinger")?
   - ☐ ja   ☐ nein

Wenn eine der Fragen 2 bis 7 mit „ja" beantwortet wurden:
→ *bitte prüfen Sie, ob eine Psoriasis-Arthritis abgeklärt werden muss*

8. Planen Sie die Abklärung einer PsA?
   - ☐ ja   ☐ nein

9. Wenn ja, welche **Maßnahmen** sind vorgesehen?
   - ☐ Eigene klinische Diagnostik
   - ☐ Rheumatologische Abklärung
   - ☐ Radiologische / szintigraphische Abklärung
   - ☐ Labordiagnostik – welche? ....

10. Wie schätzen Sie zum jetzigen Zeitpunkt die **Diagnose der PsA** ein?
    - ☐ Die Diagnose ist wahrscheinlich
    - ☐ Die Diagnose ist unklar
    - ☐ Eine PsA kann ausgeschlossen werden.

5. Status der Psoriasis-Arthritis

Bitte vermerken Sie bei Vorliegen einer Psoriasis-Arthritis das Befallsmuster:

Aktueller Gelenkstatus (Bitte kreuzen Sie die schmerzhaften und geschwollenen Gelenke an)

Schmerzhafte Gelenke: Geschwollene Gelenke:

Falls Sie nichts angekreuzt haben:	Morgensteifigkeit:	Rheumaknoten:
☐ keines dieser 28 Gelenke schmerzhaft	☐ ja	☐ ja
☐ keines dieser 28 Gelenke geschwollen	☐ nein	☐ nein

Wie aktiv ist die Psoriasis-Arthritis im Augenblick?

Inaktiv   0 – 1 – 2 – 3 – 4 – 5 – 6 – 7 – 8 – 9 – 10   hoch aktiv

→ **ENDE DER Visite 1.**
Bitte legen Sie Arztfragebogen im Studienordner ab.

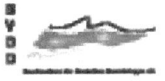 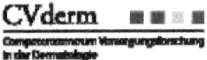

PsoComp

Studie zur Patientensicht in der Behandlung der Schuppenflechte

Fragebogen für den Dermatologen

- Visite 2 -

ID

Bitte füllen Sie die folgenden Seiten vollständig aus und händigen Sie dem Patienten den Patientenfragebogen für Visite 1 aus. Der Bogen soll Ihnen noch am gleichen Tag in einem verschlossenen Umschlag zurück gegeben werden.

Vielen Dank!

Bei Rückfragen wenden Sie sich bitte an das:

CVderm – Competenzzentrum Versorgungsforschung in der Dermatologie
Universitätsklinikum HH-Eppendorf
Martinistr. 52, 20246 Hamburg
Tel. 040-74105-5428, Fax -5348
e-Mail: cvderm@uke.de

Stand: 12.02.2010

Visite 2 (t2)	Erhebungsdatum: _____

1. Einschluss-/ Ausschlusskriterien

Hat sich seit Visite 1 an den Ein- und / oder Ausschlusskriterien etwas geändert oder sind sonstige Gründe aufgetreten, die gegen eine Fortführung der Studie bei diesem Patienten sprechen?* ☐ nein

* Wenn ja, muss der Patient leider aus der Studie ausgeschlossen werden.

Der Patienten-Fragebogen für Visite 2 wurde dem Patienten ausgehändigt ☐ ja **

** Die Rückgabe an den Arzt soll am gleichen Tag erfolgen.

2. Klinische Angaben

Seit Visite 1 wurde der Patient / die Patientin mit folgendem Arzneimittel behandelt:

Name / Wirkstoff / Darreichungsform:	_____
Dosierung:	_____
Anwendungshäufigkeit:	_____

ggf. weitere(s) Arzneimittel:

Name / Wirkstoff / Darreichungsform:	_____
Dosierung:	_____
Anwendungshäufigkeit:	_____

Name / Wirkstoff / Darreichungsform:	_____
Dosierung:	_____
Anwendungshäufigkeit:	_____

Sind seit Visite 1 unerwünschte Arzneimittelwirkungen aufgetreten?   ja* ☐   nein ☐

*Wenn ja, welche? _____

3. Klinischer Befund

Bitte erheben Sie beim Patienten nun den PASI (Psoriasis Area and Severity Index). Sie brauchen nur die **fett eingerahmten** Felder auszufüllen. Die Berechnungen der Summen und Produkte erfolgen bei der statistischen Auswertung automatisch.

Psoriasis Area and Severity Index – PASI

1) Schweregrad der psoriatischen Läsionen

Bitte kreisen Sie eine Zahl für jede der nachstehenden Effloreszenzen und Lokalisationen ein.

Auspragungen der Effloreszenzen: 0 = keine   1 = gering   2 = mittel   3 = stark   4 = sehr stark

		Kopf	Rumpf	Arme	Beine
1	Erythem	0 1 2 3 4	0 1 2 3 4	0 1 2 3 4	0 1 2 3 4
2	Infiltration	0 1 2 3 4	0 1 2 3 4	0 1 2 3 4	0 1 2 3 4
3	Schuppung	0 1 2 3 4	0 1 2 3 4	0 1 2 3 4	0 1 2 3 4
4	Summe				

2) Befall der Körperoberfläche

Bitte vermerken Sie in Zeile 6 die befallene Fläche für die jeweiligen Lokalisationen. Kreisen Sie die jeweiligen Zahlen vor den Prozentangaben ein.

5		Kopf	Rumpf	Arme	Beine
6	Befallene Fläche (Skala v. 0-6)	0 = Keine 1 = <10% 2 = 10-29% 3 = 30-49% 4 = 50-69% 5 = 70-89% 6 = 90-100%	0 = Keine 1 = <10% 2 = 10-29% 3 = 30-49% 4 = 50-69% 5 = 70-89% 6 = 90-100%	0 = Keine 1 = <10% 2 = 10-29% 3 = 30-49% 4 = 50-69% 5 = 70-89% 6 = 90-100%	0 = Keine 1 = <10% 2 = 10-29% 3 = 30-49% 4 = 50-69% 5 = 70-89% 6 = 90-100%
7	Produkt aus Zeile 4 + 6				
8		x 0,10	x 0,30	x 0,20	x 0,40
9	Produkt aus Zeile 7 + 8				

PASI-Score (Summe aller Werte aus Zeile 9): |__|__|.|__|

Bitte vermerken Sie abschließend den global eingeschätzten <u>aktuellen</u> Schweregrad der Psoriasis (Global Clinical Assessment):

```
    0         1          2          3           4
  keine    geringe    mäßige     starke    sehr starke     Psoriasis
    |---------|----------|----------|-----------|
```

4. Status der Psoriasis-Arthritis

Nur bei Vorliegen einer Psoriasis-Arthritis (siehe ggf. Visite 1) auszufüllen!

Aktueller Gelenkstatus (Bitte kreuzen Sie die schmerzhaften und geschwollenen Gelenke an)

Schmerzhafte Gelenke: Geschwollene Gelenke:

Falls Sie nichts angekreuzt haben:	Morgensteifigkeit:	Rheumaknoten:
☐ keines dieser 28 Gelenke schmerzhaft	☐ ja	☐ ja
☐ keines dieser 28 Gelenke geschwollen	☐ nein	☐ nein

Wie aktiv ist die Psoriasis-Arthritis im Augenblick?

Inaktiv   0 − 1 − 2 − 3 − 4 − 5 − 6 − 7 − 8 − 9 − 10   hoch aktiv

→ ENDE DER BEFRAGUNG.
Bitte legen Sie Arztfragebogen im Studienordner ab.

ANLAGE D: CRF FÜR DEN PATIENTEN

 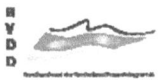 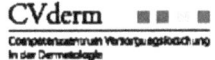

PsoComp

Studie zur Patientensicht in der Behandlung der Schuppenflechte

Fragebogen für Patienten

- Visite 1 -

ID

Sehr geehrte Patientin, sehr geehrter Patient,

mit Hilfe dieses Fragebogens möchten wir erfahren, wie Sie Ihre Behandlung der Schuppenflechte bewerten und welche Art der Therapie für Sie persönlich von besonderem Nutzen wäre.

Diese Erhebung gehört zu einer Reihe von Studien, die zum Ziel haben, die Behandlung von Patienten mit Schuppenflechte zu verbessern.

Bitte füllen Sie die nächsten Seiten vollständig aus und geben den Bogen in dem beigefügten, verschlossenen Briefumschlag an Ihren Arzt zurück.

Sie werden für das Ausfüllen ca. 20 Minuten benötigen.

Vielen Dank für Ihre Bereitschaft zum Mitwirken an der Befragung!

Stand: 12.02.2010

Visite 1 (t1)   Datum des Ausfüllens: _____

1. Allgemeine Angaben zu Ihrer Person und zu Ihrer Erkrankung

Alter: _____ Jahre   Geschlecht: weiblich ☐   männlich ☐

Welcher ist Ihr höchster Schulabschluss?
- ☐ ohne Schulabschluss
- ☐ Volks-/Hauptschulabschluss
- ☐ Realschulabschluss (Mittlere Reife)
- ☐ Fachhochschulreife
- ☐ Hochschulreife (Abitur)
- ☐ anderer Schulabschluss: _____

Aktuelle Tätigkeit (bitte nur eine Tätigkeit ankreuzen):
- ☐ Schüler(in) / Student(in)
- ☐ Zivildienst / Bundeswehr
- ☐ Hausfrau / Hausmann
- ☐ Arbeiter(in)
- ☐ Angestellte(r)
- ☐ Beamter / Beamtin
- ☐ Selbständig(e)
- ☐ Erwerbslos(e)
- ☐ Rentner(in) / Pensionär(in)
- ☐ Sonstiges: _____

Familienstand: ledig ☐   verheiratet ☐   geschieden ☐   verwitwet ☐

Leben Sie alleine?   ja ☐   nein ☐ → mit _____ weiteren Person(en) im Haushalt

Wie sind Sie krankenversichert?
- ☐ gesetzlich krankenversichert ohne Zusatzversicherung
- ☐ gesetzlich krankenversichert mit privater Zusatzversicherung
- ☐ ausschließlich privat krankenversichert
- ☐ nicht krankenversichert
- ☐ anders krankenversichert _____ (Versicherungsart bitte angeben)

Sind Sie berufstätig?   ja ☐   nein ☐

Wenn ja: An wie vielen Tagen konnten Sie in den vergangenen 12 Monaten aufgrund der Psoriasis nicht arbeiten?   an _____ Tagen

Sind Sie derzeit aufgrund Ihrer Psoriasis arbeitsunfähig?   ☐ ja, seit _____ Tagen
☐ nein

In welchem Jahr wurde bei Ihnen erstmals die Diagnose Psoriasis gestellt? _____

Wie häufig haben Sie in den letzten 12 Monaten wegen Ihrer Psoriasis folgende Ärzte / Therapeuten aufgesucht?

	gar nicht	1 - 2 mal	3 - 5 mal	6 - 10 mal	über 10 mal
Hausarzt	☐	☐	☐	☐	☐
Hautarzt	☐	☐	☐	☐	☐
Orthopäde / Rheumatologe	☐	☐	☐	☐	☐
Internist	☐	☐	☐	☐	☐
Heilpraktiker	☐	☐	☐	☐	☐
Andere	☐	☐	☐	☐	☐

Nagelbeteiligung: Sind Ihre Nägel durch die Psoriasis verändert (brüchig, eingerissen, krümelig)?   ☐ ja   ☐ nein

Wenn ja: Anzahl betroffener Fingernägel |__|__|
           Anzahl betroffener Fußnägel |__|__|

2. Ausdehnung Ihrer Psoriasis

Bitte zeichnen Sie in den folgenden Figuren Ihre aktuellen Hautveränderungen so genau wie möglich ein. Sie brauchen die betroffenen Flächen nur zu umranden.

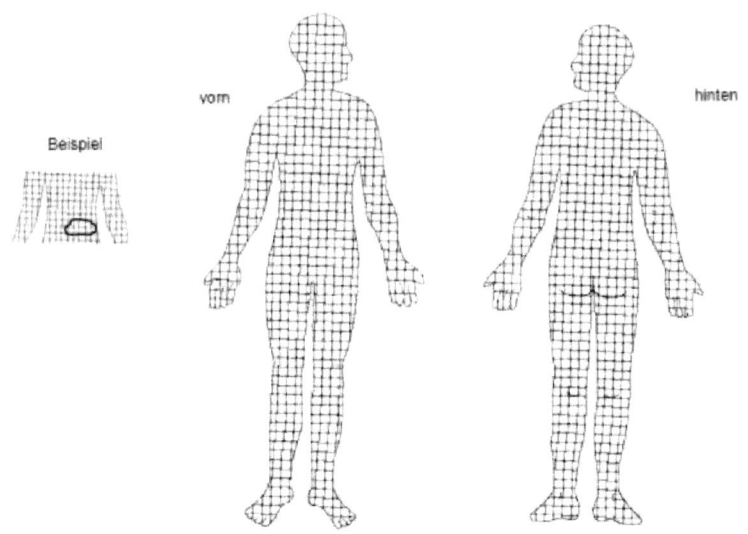

3. Aktuelle Begleiterkrankungen

Bitte vermerken Sie, ob Sie derzeit an den folgenden Erkrankungen leiden.

Erkrankung		
Herz-Kreislauferkrankungen (z.B. Bluthochdruck, Herzschwäche (Herzinsuffizienz), koronare Herzkrankheit)	ja ☐ Wenn ja, welche?	nein ☐
Zuckerkrankheit (Diabetes mellitus)		
Diabetes Typ 1 (mit Insulinbehandlung)	ja ☐	nein ☐
Diabetes Typ 2 (ohne Insulinbehandlung)	ja ☐	nein ☐
Gicht / Harnsäureerhöhung	ja ☐	nein ☐
Erhöhte Blutfette	ja ☐	nein ☐
Lebererkrankungen		
Leberschrumpfung (Leberzirrhose)	ja ☐	nein ☐
Chronische Leberentzündung (Hepatitis)	ja ☐	nein ☐
Magen-Darm-Erkrankungen (z.B. Magenschleimhautentzündung, Magengeschwür)	ja ☐ Wenn ja, welche?	nein ☐
Niereninsuffizienz	ja ☐	nein ☐
Lungenerkrankungen		
Asthma bronchiale	ja ☐	nein ☐
Chronische Bronchitis	ja ☐	nein ☐
Rheumatische Erkrankungen	ja ☐ Wenn ja, welche?	nein ☐
Psychische - / Suchterkrankungen		
Depression	ja ☐	nein ☐
Raucher	ja ☐	nein ☐
Alkoholkrankheit	ja ☐	nein ☐
Allergien	ja ☐ Wenn ja, welche?	nein ☐
Infektionskrankheiten	ja ☐ Wenn ja, welche?	nein ☐
Bösartiger Tumor (Krebs)	ja ☐	nein ☐
Sonstige Erkrankungen	ja ☐ Wenn ja, welche?	nein ☐

Nehmen Sie momentan (außer gegen die Schuppenflechte) regelmäßig weitere Arzneimittel?　　ja ☐　　nein ☐

Wenn ja, wie viele verschiedene? _____ Arzneimittel

4. Dermatologischer Lebensqualitäts-Index (DLQI)

(Dermatology Life Quality Index; Copyright: AY Finlay, GK Kahn, 1992 * dt. Übersetzung: M Augustin, 1997,1998)

Mit diesen Fragen soll ermittelt werden, wie sehr Ihre Hautprobleme in der vergangenen Woche Ihr Leben beeinflusst haben. Bitte kreuzen Sie pro Frage ein Kästchen an. Wenn eine Aussage für Sie gar nicht zutrifft, kreuzen Sie bitte "entfällt" an.

1	Wie **juckend, schmerzhaft, wund** oder **brennend** war Ihre Haut in der letzten Woche?	sehr stark ☐ stark ☐ etwas ☐ gar nicht ☐		
2	Wie sehr haben Sie sich in der letzten Woche wegen Ihrer Haut **geschämt** oder **verunsichert** gefühlt?	sehr stark ☐ stark ☐ etwas ☐ gar nicht ☐		
3	Wie sehr hat Ihr Hautzustand Sie in der letzten Woche beim **Einkaufen** oder bei der **Haus-** und **Gartenarbeit** gestört?	sehr stark ☐ stark ☐ etwas ☐ gar nicht ☐	entfällt ☐	
4	Wie stark hat Ihre Haut in der letzten Woche die **Auswahl Ihrer Kleidung** beeinflusst?	sehr stark ☐ stark ☐ etwas ☐ gar nicht ☐	entfällt ☐	
5	Wie stark hat Ihre Haut in der letzten Woche Ihre **sozialen Kontakte** oder **Freizeitaktivitäten** beeinflusst?	sehr stark ☐ stark ☐ etwas ☐ gar nicht ☐	entfällt ☐	
6	Wie sehr hat Ihre Haut Ihnen in der letzten Woche die Ausübung von **Sport** erschwert?	sehr stark ☐ stark ☐ etwas ☐ gar nicht ☐	entfällt ☐	
7	Hat Ihre Haut Sie in der letzten Woche davon abgehalten zu **arbeiten** oder zu **studieren**?	ja ☐ nein ☐	entfällt ☐	
	Wenn "nein", wie stark hat Ihre Haut Sie in der letzten Woche beim **Arbeiten** oder **Studieren** gestört?	sehr ☐ etwas ☐ gar nicht ☐		
8	Wie sehr hatten Sie wegen Ihrer Haut in der letzten Woche Probleme mit Ihrem **Partner**, **engen Freunden** oder **Verwandten**?	sehr stark ☐ stark ☐ etwas ☐ gar nicht ☐	entfällt ☐	
9	Wie sehr hat Ihnen Ihre Haut in der letzten Woche **Probleme im Liebesleben** bereitet?	sehr stark ☐ stark ☐ etwas ☐ gar nicht ☐	entfällt ☐	
10	Inwieweit war die Behandlung Ihrer Haut in der letzten Woche ein Problem, z.B. durch **Verunreinigung** von Wäsche und Gegenständen oder durch den **Zeitaufwand**?	sehr stark ☐ stark ☐ etwas ☐ gar nicht ☐	entfällt ☐	

5. Skala zum aktuellen Gesundheitszustand

Um Sie bei der Einschätzung zu unterstützen, wie gut oder wie schlecht Ihr Gesundheitszustand ist, haben wir eine Skala gezeichnet, ähnlich einem Thermometer. Der best denkbare Gesundheitszustand ist mit einer „100" gekennzeichnet, der schlechteste mit „0".

Bitte kennzeichnen Sie, wie gut oder schlecht Ihrer Ansicht nach Ihr persönlicher Gesundheitszustand heute ist. Verbinden Sie dazu den untenstehenden Kasten mit dem Punkt auf der Skala, der Ihren heutigen Gesundheitszustand wiedergibt.

Ihr heutiger Gesundheitszustand

Best denkbarer Gesundheitszustand
100

90

80

70

60

50

40

30

20

10

0

Schlechtest denkbarer Gesundheitszustand

6. Letzte Behandlung der Psoriasis

Die folgenden Fragen beziehen sich auf Ihre letzte (zurückliegende) Psoriasis-Behandlung.

Haben Sie Ihre Psoriasis in letzter Zeit (in den letzten 12 Monaten) behandelt?
☐ ja   ☐ nein
↓   ↓
          Wenn nein, bitte weiter bei Nr. 8. („Informationen") !

Wenn ja, bitte hier weiter:
Bitte vermerken Sie hier Ihre letzte Therapie:

☐ Arzneimittel *   ☐ UV-Bestrahlung   ☐ Klimatherapie   ☐ Sonstiges (bitte nennen):
↓   _____

* Name / Wirkstoff des Arzneimittels: * Bei Anwendung/Einnahme weiterer Arzneimittel:
                                          Name / Wirkstoff des Arzneimittels:
_____   _____

Art des Arzneimittels: Art des Arzneimittels:
☐ Tabletten/Kapseln/Dragees zum Einnehmen ☐ Tabletten/Kapseln/Dragees zum Einnehmen
☐ Creme/Salbe/Gel o.ä. zum Auftragen   ☐ Creme/Salbe/Gel o.ä. zum Auftragen
☐ Spritze   ☐ Spritze
☐ sonstiges: _____   ☐ sonstiges: _____

Durchgeführt von (ca.) _____ bis: _____   Durchgeführt von (ca.) _____ bis: _____

Wie haben Sie die eben genannte Behandlung erlebt?	trifft gar nicht zu	trifft kaum zu	trifft mittelmäßig zu	trifft ziemlich zu	trifft vollständig zu
Die Behandlung stellte für mich eine Belastung dar	☐	☐	☐	☐	☐
Die Behandlung war für mich mit großem Zeitaufwand verbunden	☐	☐	☐	☐	☐
Bei der Behandlung benötige ich fremde Hilfe	☐	☐	☐	☐	☐

	keine Zeit	unter 10 min	10 - 30 min	31 - 60 min	über 60 min
Für die Behandlung benötigte ich täglich insgesamt	☐	☐	☐	☐	☐

Wie zufrieden waren Sie insgesamt mit der letzten Behandlung Ihrer Psoriasis?
☐ sehr zufrieden
☐ mäßig zufrieden
☐ eher nicht zufrieden
☐ sehr unzufrieden

7. Therapietreue

Die folgenden Fragen beziehen sich weiterhin auf Ihre letzte Psoriasis-Behandlung.

Haben Sie die letzte Behandlung so durchgeführt, wie es vorgesehen war?
- ☐ ja, immer
- ☐ meistens
- ☐ unregelmäßig
- ☐ überwiegend nicht
- ☐ nein, gar nicht.

Wenn Sie die letzte Behandlung nicht immer so durchgeführt haben wie vorgesehen, was waren die Gründe dafür?	trifft gar nicht zu	trifft kaum zu	trifft ziemlich zu	trifft absolut zu
Behandlung war zu zeitaufwändig	☐	☐	☐	☐
Die Schuppenflechte hat mich wenig beeinträchtigt	☐	☐	☐	☐
Keine Hoffnung auf Besserung durch die Behandlung	☐	☐	☐	☐
Keine Mitsprachemöglichkeit bei der Auswahl der Behandlung	☐	☐	☐	☐
Ungenügende Information über die Behandlung und ihre Risiken	☐	☐	☐	☐
Angst vor Nebenwirkungen	☐	☐	☐	☐
Auftretende Nebenwirkungen	☐	☐	☐	☐

MARS – D (Medication Adherence Report Scale – D)

Viele Leute nehmen ihre Medikamente so ein bzw. wenden sie so an, wie sie am besten damit zurechtkommen. Dies weicht vielleicht von dem ab, was der Arzt ihnen gesagt hat oder von dem, was im Beipackzettel steht. Wir möchten gerne von Ihnen erfahren, wie Sie selbst Ihre Medikamente einnehmen / anwenden.
Hier finden Sie Aussagen anderer Leute zur Medikamenteneinnahme bzw. -anwendung.
Bitte kreuzen Sie zu jeder Aussage das Kästchen an, das bei Ihnen am ehesten zutrifft.

Ihre eigene Art, Medikamente einzunehmen / anzuwenden:	immer	oft	manchmal	selten	nie
...Ich vergesse sie einzunehmen / anzuwenden	☐	☐	☐	☐	☐
...Ich verändere die Dosis	☐	☐	☐	☐	☐
...Ich setze sie eine Weile lang aus	☐	☐	☐	☐	☐
...Ich lasse bewusst eine Dosis aus	☐	☐	☐	☐	☐
...Ich nehme weniger ein / wende weniger an als verordnet	☐	☐	☐	☐	☐

© Rob Horne. MARS-D Übersetzung durch die Abteilung Allgemeinmedizin und Versorgungsforschung und Abteilung Innere Medizin VI, Klinische Pharmakologie und Pharmakoepidemiologie des Universitätsklinikums Heidelberg.

8. Informationen

Wie wichtig ist es für Sie, über die Behandlung, die Sie bekommen, informiert zu sein?
- ☐ sehr wichtig
- ☐ wichtig
- ☐ eher unwichtig
- ☐ unwichtig

	Woher beziehen Sie Informationen zur Psoriasis?	nie	selten	gelegentlich	oft	immer
1	Arzt	☐	☐	☐	☐	☐
2	Apotheke	☐	☐	☐	☐	☐
3	Internet	☐	☐	☐	☐	☐
4	Zeitschriften, Bücher	☐	☐	☐	☐	☐
5	Selbsthilfegruppen; Selbsthilfeverbände	☐	☐	☐	☐	☐
6	Bekannte und Verwandte	☐	☐	☐	☐	☐
7	Funk und Fernsehen	☐	☐	☐	☐	☐
8	Sonstige (bitte angeben): _____	☐	☐	☐	☐	☐

Wenn Sie in letzter Zeit wegen Ihrer Schuppenflechte in ärztlicher Behandlung waren:
Wie gut fühlten Sie sich von Ihrem Arzt über die letzte Behandlung informiert?
- ☐ sehr gut
- ☐ gut
- ☐ weniger gut
- ☐ schlecht
- ☐ entfällt (in letzter Zeit keine ärztliche Behandlung)

Wie wichtig ist es für Sie, in die Auswahl der Behandlung mit einbezogen zu werden?
- ☐ sehr wichtig
- ☐ wichtig
- ☐ eher unwichtig
- ☐ unwichtig

Hatte es Einfluss auf Ihre Therapietreue, wenn Sie sich umfassend
über die Behandlungsmöglichkeiten informiert fühlen würden?   ja ☐   nein ☐

Hatte es Einfluss auf Ihre Therapietreue, wenn Sie das Arzneimittel
mit auswählen würden?   ja ☐   nein ☐

9. Wichtigkeit von Behandlungszielen

Mit den folgenden Fragen möchten wir erfahren, wie wichtig Ihnen persönlich die unten genannten Ziele bei der aktuellen Behandlung Ihrer Schuppenflechte sind.

Bitte kreuzen Sie zu jeder der folgenden Aussagen an, wie wichtig Ihnen dieses Behandlungsziel ist. Falls eine Aussage auf Sie nicht zutrifft, z.B. weil Sie keine Schmerzen haben, kreuzen Sie bitte "betrifft mich nicht" an.

Wie wichtig ist es für Sie,...	gar nicht	etwas	mäßig	ziemlich	sehr	betrifft mich nicht
1 ...schmerzfrei zu sein	☐	☐	☐	☐	☐	☐
2 ...keinen Juckreiz mehr zu empfinden	☐	☐	☐	☐	☐	☐
3 ...kein Brennen an der Haut mehr zu haben	☐	☐	☐	☐	☐	☐
4 ...von allen Hautveränderungen geheilt zu sein	☐	☐	☐	☐	☐	☐
5 ...besser schlafen zu können	☐	☐	☐	☐	☐	☐
6 ...weniger niedergeschlagen zu sein	☐	☐	☐	☐	☐	☐
7 ...an Lebensfreude zu gewinnen	☐	☐	☐	☐	☐	☐
8 ...keine Furcht vor einem Fortschreiten der Krankheit zu haben	☐	☐	☐	☐	☐	☐
9 ...ein normales Alltagsleben führen zu können	☐	☐	☐	☐	☐	☐
10 ...im Alltag leistungsfähiger zu sein	☐	☐	☐	☐	☐	☐
11 ...Ihre Angehörigen und Freunde weniger zu belasten	☐	☐	☐	☐	☐	☐
12 ...normalen Freizeitaktivitäten nachgehen zu können	☐	☐	☐	☐	☐	☐
13 ...ein normales Berufsleben führen zu können	☐	☐	☐	☐	☐	☐
14 ...mehr Kontakte mit anderen Menschen haben zu können	☐	☐	☐	☐	☐	☐
15 ...sich mehr zeigen zu mögen	☐	☐	☐	☐	☐	☐
16 ...in der Partnerschaft weniger belastet zu sein	☐	☐	☐	☐	☐	☐
17 ...ein normales Sexualleben führen zu können	☐	☐	☐	☐	☐	☐
18 ...weniger auf Arzt- und Klinkbesuche angewiesen zu sein	☐	☐	☐	☐	☐	☐
19 ...weniger Zeitaufwand mit der täglichen Behandlung zu haben	☐	☐	☐	☐	☐	☐
20 ...weniger eigene Behandlungskosten zu haben	☐	☐	☐	☐	☐	☐
21 ...weniger Nebenwirkungen zu haben	☐	☐	☐	☐	☐	☐
22 ...eine klare Diagnose und Therapie zu finden	☐	☐	☐	☐	☐	☐
23 ...Vertrauen in die Therapie zu haben	☐	☐	☐	☐	☐	☐
24 ...eine schnellere Verbesserung an der Haut zu erfahren	☐	☐	☐	☐	☐	☐
25 ...die Kontrolle über Ihre Erkrankung zurück zu gewinnen	☐	☐	☐	☐	☐	☐

10. Präferenzen für eine „optimale" Psoriasis-Therapie

Stellen Sie sich das für Sie „maßgeschneiderte" Arzneimittel zur innerlichen Anwendung bei Ihrer Psoriasis vor. Mit Hilfe der folgenden Fragen möchten wir herausfinden, was für Sie besonders wichtig wäre, um das Medikament genau wie vorgesehen anzuwenden.

Wenn Sie über längere Zeit regelmäßig ein Arzneimittel anwenden müssen, wie angenehm sind Ihnen die folgenden, zum Einnehmen (Schlucken / Lutschen / Trinken) bestimmten Arzneiformen?

	sehr angenehm	angenehm	einigermaßen angenehm	eher un-angenehm	absolut un-angenehm
Tabletten / Filmtabletten	☐	☐	☐	☐	☐
Dragees	☐	☐	☐	☐	☐
Kapseln	☐	☐	☐	☐	☐
Tropfen / Säfte	☐	☐	☐	☐	☐
Lutsch- / Kautabletten	☐	☐	☐	☐	☐
Brausetabletten	☐	☐	☐	☐	☐

Wie wichtig ist Ihnen bei längerfristiger Behandlung,...

	sehr wichtig	wichtig	eher unwichtig	unwichtig
dass die Einnahme des Arzneimittels angenehm ist	☐	☐	☐	☐
Geruch / Geschmack des Arzneimittels	☐	☐	☐	☐
wenig / selten an die Einnahme denken zu müssen	☐	☐	☐	☐

Wie angenehm sind / wären Ihnen die folgenden Präparate, die durch die Haut eingebracht werden („Injektionen"):

	sehr angenehm	angenehm	einigermaßen angenehm	eher un-angenehm	absolut un-angenehm
Spritze	☐	☐	☐	☐	☐
Injektions-„Pen"	☐	☐	☐	☐	☐
Gerät zur nadelfreien Injektion (mit Druckluft)	☐	☐	☐	☐	☐

Sind die folgenden Aussagen im Zusammenhang mit Spritzen für Sie zutreffend?

	ja	nein
Spritzen („Nadeln") sind mir grundsätzlich unsympathisch	☐	☐
Regelmäßige Arztbesuche für die Injektionen sind / wären für mich belastend	☐	☐
Es ist / wäre wichtig für mich, die Spritze selbst anwenden zu können	☐	☐

Wie angenehm sind / wären Ihnen folgende Arzneimittel, aus denen der Wirkstoff über einen bestimmten Zeitraum abgegeben wird:

	sehr angenehm	angenehm	einigermaßen angenehm	eher unangenehm	absolut unangenehm
	☺		☻		☹
Wirkstoff-Pflaster	☐	☐	☐	☐	☐
kleine Implantate (unter die Haut gepflanzt)	☐	☐	☐	☐	☐

Bevorzugen Sie grundsätzlich die Einnahme („Schlucken") von Arzneimitteln oder die Anwendung von Spritzen?

Einnahme ☐   Spritze ☐   ist mir egal ☐

Mit den folgenden Fragen möchten wir herausfinden, ob Sie eine eventuell für Sie unangenehmere Arzneimittelanwendung in Kauf nehmen würden, wenn dieses Arzneimittel dafür nur selten gegeben werden muss.

Wofür würden Sie sich entscheiden? Die Kalender sollen die Anwendungshäufigkeit veranschaulichen. Bitte machen Sie in jeder Zeile 1 Kreuz.

Einnahme		Fertigspritze zur eigenen Anwendung	
☐ 1 x wöchentlich	[Kalender]	oder ☐ 1 x wöchentlich	[Kalender]
☐ 1 x täglich	[Kalender]	oder ☐ 1 x wöchentlich	[Kalender]
☐ 1 x täglich	[Kalender]	oder ☐ 1 x monatlich	[Kalender]
☐ 3 x täglich	[Kalender]	oder ☐ 1 x wöchentlich	[Kalender]
Einnahme		Spritze zur Anwendung in der Praxis / Klinik	
☐ 1 x täglich	[Kalender]	oder ☐ 1 x wöchentlich	[Kalender]
☐ 1 x täglich	[Kalender]	oder ☐ 1 x monatlich	[Kalender]

Was ist Ihnen bei der langfristigen Einnahme eines Arzneimittels besonders wichtig?
Bitte bewerten Sie die Aussagen nach ihrer Wichtigkeit von 1 (höchste Wichtigkeit für Sie) bis 4 (geringere Wichtigkeit). Bitte machen Sie in jeder Spalte nur ein Kreuz.

	Wichtigkeit			
	hoch	eher hoch	eher gering	gering
Schnelle und gute Wirksamkeit				
Lang anhaltende Wirksamkeit (seltenere Krankheitsschübe)				
Wenig Nebenwirkungen				
Gute Verträglichkeit bei Langzeit-Anwendung (keine Spätschäden)				

Arzneimittelbehandlungen haben häufig zwei Seiten, beispielsweise gute Wirksamkeit, dafür aber mehr Nebenwirkungen.

Würden Sie bei einer Behandlung für die Vorteile (linke Spalte) die aufgeführten Nachteile (rechte Spalte) in Kauf nehmen?

Vorteil	Nachteil	Nachteile würden in Kauf genommen werden	
		ja	nein
Schnelle und starke Wirksamkeit	Nebenwirkungsrisiko	☐	☐
Gut verträgliches Arzneimittel	verzögerte Wirksamkeit	☐	☐
Gut verträgliches Arzneimittel	geringere Wirksamkeit	☐	☐
Gute Wirksamkeit und Verträglichkeit	komplizierte, zeitaufwändige Anwendung	☐	☐
Vielversprechendes, neues Arzneimittel	Langzeitverträglichkeit unbekannt	☐	☐

Bitte geben Sie den ausgefüllten Fragebogen nun in dem verschlossenen Umschlag an Ihren Arzt zurück.

Vielen Dank für Ihre Mitarbeit!

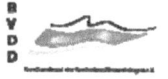 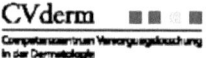

PsoComp

Studie zur Patientensicht in der Behandlung der Schuppenflechte

Fragebogen für Patienten

- Visite 2 -

ID

Sehr geehrte Patientin, sehr geehrter Patient,

vor einigen Wochen haben Sie bereits einen Fragebogen zur Patientensicht in der Behandlung der Schuppenflechte ausgefüllt, wofür wir uns herzlich bedanken.

Wir möchten Sie bitten, heute noch einmal einen ähnlichen Fragebogen auszufüllen, damit ist unsere Studie dann abgeschlossen.

Bitte geben Sie den Bogen in dem beigefügten, verschlossenen Briefumschlag an Ihren Arzt zurück.

Vielen Dank für Ihre Bereitschaft zum Mitwirken an der Befragung!

Stand: 12.02.2010

| Visite 2 (t2) | Datum des Ausfüllens: _____ |

1. Ausdehnung Ihrer Psoriasis

Bitte zeichnen Sie in den folgenden Figuren Ihre <u>aktuellen</u> Hautveränderungen so genau wie möglich ein. Sie brauchen die betroffenen Flächen nur zu umranden.

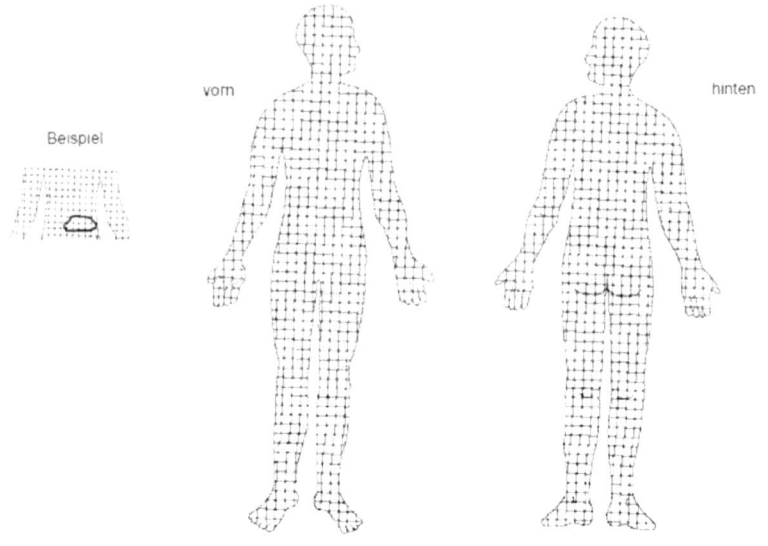

2. Dermatologischer Lebensqualitäts-Index (DLQI)

(Dermatology Life Quality Index; Copyright: AY Finlay, GK Kahn, 1992 * dt. Übersetzung: M Augustin, 1997,1998)

Mit diesen Fragen soll ermittelt werden, wie sehr Ihre Hautprobleme in der vergangenen Woche Ihr Leben beeinflusst haben. Bitte kreuzen Sie pro Frage ein Kästchen an. Wenn eine Aussage für Sie gar nicht zutrifft, kreuzen Sie bitte "entfällt" an.

1.	Wie **juckend, schmerzhaft, wund** oder **brennend** war Ihre Haut in der letzten Woche?	sehr stark stark etwas gar nicht	☐ ☐ ☐ ☐	
2.	Wie sehr haben Sie sich in der letzten Woche wegen Ihrer Haut **geschämt** oder **verunsichert** gefühlt?	sehr stark stark etwas gar nicht	☐ ☐ ☐ ☐	
3.	Wie sehr hat Ihr Hautzustand Sie in der letzten Woche beim **Einkaufen** oder bei der **Haus- und Gartenarbeit** gestört?	sehr stark stark etwas gar nicht	☐ ☐ ☐ ☐	entfällt ☐
4.	Wie stark hat Ihre Haut in der letzten Woche die **Auswahl Ihrer Kleidung** beeinflusst?	sehr stark stark etwas gar nicht	☐ ☐ ☐ ☐	entfällt ☐
5.	Wie stark hat Ihre Haut in der letzten Woche Ihre **sozialen Kontakte** oder **Freizeitaktivitäten** beeinflusst?	sehr stark stark etwas gar nicht	☐ ☐ ☐ ☐	entfällt ☐
6.	Wie sehr hat Ihre Haut Ihnen in der letzten Woche die Ausübung von **Sport** erschwert?	sehr stark stark etwas gar nicht	☐ ☐ ☐ ☐	entfällt ☐
7.	Hat Ihre Haut Sie in der letzten Woche davon abgehalten zu **arbeiten** oder zu **studieren**?	ja nein	☐ ☐	entfällt ☐
	Wenn "nein", wie stark hat Ihre Haut Sie in der letzten Woche beim **Arbeiten** oder **Studieren** gestört?	sehr etwas gar nicht	☐ ☐ ☐	
8.	Wie sehr hatten Sie wegen Ihrer Haut in der letzten Woche Probleme mit Ihrem **Partner**, **engen Freunden** oder **Verwandten**?	sehr stark stark etwas gar nicht	☐ ☐ ☐ ☐	entfällt ☐
9.	Wie sehr hat Ihnen Ihre Haut in der letzten Woche **Probleme im Liebesleben** bereitet?	sehr stark stark etwas gar nicht	☐ ☐ ☐ ☐	entfällt ☐
10.	Inwieweit war die Behandlung Ihrer Haut in der letzten Woche ein Problem, z.B. durch **Verunreinigung** von Wäsche und Gegenständen oder durch den **Zeitaufwand**?	sehr stark stark etwas gar nicht	☐ ☐ ☐ ☐	entfällt ☐

3. Skala zum aktuellen Gesundheitszustand

Um Sie bei der Einschätzung zu unterstützen, wie gut oder wie schlecht Ihr Gesundheitszustand ist, haben wir eine Skala gezeichnet, ähnlich einem Thermometer. Der best denkbare Gesundheitszustand ist mit einer „100" gekennzeichnet, der schlechteste mit „0".

Bitte kennzeichnen Sie, wie gut oder schlecht Ihrer Ansicht nach Ihr persönlicher Gesundheitszustand heute ist. Verbinden Sie dazu den untenstehenden Kasten mit dem Punkt auf der Skala, der Ihren heutigen Gesundheitszustand wiedergibt.

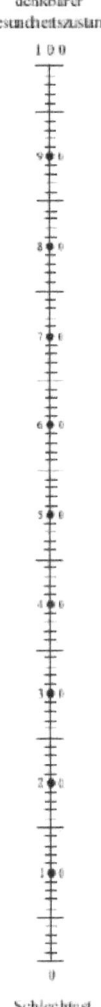

Ihr heutiger Gesundheitszustand

4. Aktuelle Behandlung der Psoriasis / Therapietreue

Bitte vermerken Sie hier Ihre aktuelle Therapie:

Name/Wirkstoff des (1.) Arzneimittels:
_____

Ggf. Name/Wirkstoff des 2. Arzneimittels:
_____

Art des Arzneimittels:
☐ Tabletten / Kapseln / Dragees zum Einnehmen
☐ Spritze
☐ sonstiges: _____

Art des Arzneimittels:
☐ Tabletten / Kapseln / Dragees zum Einnehmen
☐ Spritze
☐ sonstiges: _____

Wie haben Sie die eben genannte Behandlung erlebt?	trifft gar nicht zu	trifft kaum zu	trifft mittelmäßig zu	trifft ziemlich zu	trifft vollständig zu
Die Behandlung stellt für mich eine Belastung dar.	☐	☐	☐	☐	☐
Die Behandlung ist für mich mit großem Zeitaufwand verbunden.	☐	☐	☐	☐	☐
Bei der Behandlung benötige ich fremde Hilfe.	☐	☐	☐	☐	☐

	keine Zeit	unter 10 min	10 - 30 min	31 - 60 min	über 60 min
Für die Behandlung benötige ich täglich insgesamt	☐	☐	☐	☐	☐

Wie zufrieden waren Sie insgesamt mit der aktuellen Behandlung Ihrer Psoriasis?
☐ sehr zufrieden
☐ mäßig zufrieden
☐ eher nicht zufrieden
☐ sehr unzufrieden

Haben Sie die aktuelle Behandlung so durchgeführt, wie es vorgesehen war?
☐ ja, immer
☐ meistens
☐ unregelmäßig
☐ überwiegend nicht
☐ nein, gar nicht.

Wenn Sie die aktuelle Behandlung nicht immer so durchgeführt haben wie vorgesehen, was waren die Gründe dafür?	trifft gar nicht zu	trifft kaum zu	trifft ziemlich zu	trifft absolut zu
Behandlung war zu zeitaufwändig	☐	☐	☐	☐
Die Schuppenflechte hat mich wenig beeinträchtigt	☐	☐	☐	☐
Keine Hoffnung auf Besserung durch die Behandlung	☐	☐	☐	☐
Keine Mitsprachemöglichkeit bei der Auswahl der Behandlung	☐	☐	☐	☐
Ungenügende Information über die Behandlung und ihre Risiken	☐	☐	☐	☐
Angst vor Nebenwirkungen	☐	☐	☐	☐
Auftretende Nebenwirkungen	☐	☐	☐	☐

5. Nutzen der Behandlung

Bitte kreuzen Sie jetzt zu jeder der folgenden Aussagen an, in wieweit diese Behandlungsziele bei Ihrer aktuellen Behandlung erreicht wurden und damit die Behandlung für Sie von Nutzen war.

Falls eine Aussage für Sie nicht zutraf, z.B. weil Sie keine Schmerzen hatten, kreuzen Sie bitte *"betraf mich nicht"* an.

#	Die aktuelle Behandlung hat mir geholfen, …	gar nicht	etwas	mäßig	ziemlich	sehr	betraf mich nicht
1	…schmerzfrei zu sein	☐	☐	☐	☐	☐	☐
2	…keinen Juckreiz mehr zu empfinden	☐	☐	☐	☐	☐	☐
3	…kein Brennen an der Haut mehr zu haben	☐	☐	☐	☐	☐	☐
4	…von allen Hautveränderungen geheilt zu sein	☐	☐	☐	☐	☐	☐
5	…besser schlafen zu können	☐	☐	☐	☐	☐	☐
6	…weniger niedergeschlagen zu sein	☐	☐	☐	☐	☐	☐
7	…an Lebensfreude zu gewinnen	☐	☐	☐	☐	☐	☐
8	…keine Furcht vor einem Fortschreiten der Krankheit zu haben	☐	☐	☐	☐	☐	☐
9	…ein normales Alltagsleben führen zu können	☐	☐	☐	☐	☐	☐
10	…im Alltag leistungsfähiger zu sein	☐	☐	☐	☐	☐	☐
11	…meine Angehörigen und Freunde weniger zu belasten	☐	☐	☐	☐	☐	☐
12	…normalen Freizeitaktivitäten nachgehen zu können	☐	☐	☐	☐	☐	☐
13	…ein normales Berufsleben führen zu können	☐	☐	☐	☐	☐	☐
14	…mehr Kontakte mit anderen Menschen haben zu können	☐	☐	☐	☐	☐	☐
15	…mich mehr zeigen zu mögen	☐	☐	☐	☐	☐	☐
16	…in der Partnerschaft weniger belastet zu sein	☐	☐	☐	☐	☐	☐
17	…ein normales Sexualleben führen zu können	☐	☐	☐	☐	☐	☐
18	…weniger auf Arzt- und Klinkbesuche angewiesen zu sein	☐	☐	☐	☐	☐	☐
19	…weniger Zeitaufwand mit der täglichen Behandlung zu haben	☐	☐	☐	☐	☐	☐
20	…weniger eigene Behandlungskosten zu haben	☐	☐	☐	☐	☐	☐
21	…weniger Nebenwirkungen zu haben	☐	☐	☐	☐	☐	☐
22	…eine klare Diagnose und Therapie zu finden	☐	☐	☐	☐	☐	☐
23	…Vertrauen in die Therapie zu haben	☐	☐	☐	☐	☐	☐
24	…eine schnellere Verbesserung an der Haut zu erfahren	☐	☐	☐	☐	☐	☐
25	…die Kontrolle über meine Erkrankung zurück zu gewinnen	☐	☐	☐	☐	☐	☐

6. Informationen

Wie gut fühlten Sie sich von Ihrem Arzt über die aktuelle Behandlung informiert?
- ☐ sehr gut
- ☐ gut
- ☐ weniger gut
- ☐ schlecht.

Hätten Sie sich umfassendere Informationen über die
aktuelle Behandlung gewünscht?   ja ☐   nein ☐

Wie gut fühlten Sie sich in die Auswahl der Behandlung mit einbezogen?
- ☐ sehr gut
- ☐ gut
- ☐ weniger gut
- ☐ gar nicht.

Hätten Sie sich gewünscht, in die Auswahl des Arzneimittels
mehr einbezogen zu werden?   ja ☐   nein ☐

7. Allgemeine Bewertung der Therapie

Haben sich Ihre Erwartungen
an die Behandlung erfüllt?
- ☐ komplett erfüllt
- ☐ überwiegend
- ☐ etwas
- ☐ gar nicht.

Genügt Ihnen in der Behandlung der
Schuppenflechte der bis heute erreichte
Zustand der Haut?
- ☐ vollkommen
- ☐ überwiegend
- ☐ eher nicht
- ☐ gar nicht.

Haben Sie durch die Behandlung
Nebenwirkungen erfahren?
- ☐ sehr stark
- ☐ deutlich
- ☐ etwas
- ☐ gar nicht.

Würden Sie die Therapie
wieder machen?
- ☐ ja, auf jeden Fall
- ☐ eher ja
- ☐ eher nicht
- ☐ auf keinen Fall.

Bitte geben Sie den ausgefüllten Fragebogen nun in dem verschlossenen Umschlag an Ihren Arzt zurück.

Vielen Dank für Ihre Mitarbeit!

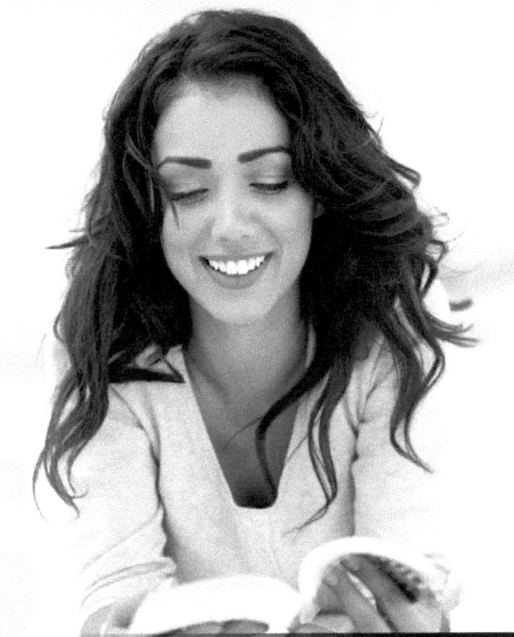

i want morebooks!

Buy your books fast and straightforward online - at one of world's fastest growing online book stores! Environmentally sound due to Print-on-Demand technologies.

Buy your books online at
www.get-morebooks.com

Kaufen Sie Ihre Bücher schnell und unkompliziert online – auf einer der am schnellsten wachsenden Buchhandelsplattformen weltweit! Dank Print-On-Demand umwelt- und ressourcenschonend produziert.

Bücher schneller online kaufen
www.morebooks.de

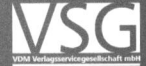 VDM Verlagsservicegesellschaft mbH
Heinrich-Böcking-Str. 6-8　　Telefon: +49 681 3720 174　　info@vdm-vsg.de
D - 66121 Saarbrücken　　　　Telefax: +49 681 3720 1749　　www.vdm-vsg.de

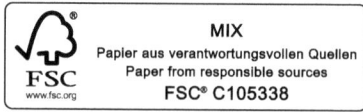

Printed by Books on Demand GmbH, Norderstedt / Germany